新薬の特徴が
よくわかる！

新薬情報

オフライン

既存薬との比較と
服薬指導のポイント

新薬情報オンライン
編著 木元 貴祥
Key

著者 鹿嶋 直純
大田 和季

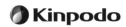

Kinpodo

はじめに

　昨今、医療技術の変化・変革は著しく、日々新たなエビデンスや画期的な医薬品が創出されています。 表1 は年間に承認された医薬品の品目数と、うち新有効成分含有医薬品（いわゆる新薬）の数です。例年、40～50個前後の新薬が承認されています。

表1　**新薬の数**

年	2018 年	2019 年	2020 年	2021 年	2022 年
承認品目数（うち、新有効成分含有医薬品）	109 (37)	130 (39)	125 (38)	135 (52)	174 (52)

出典：医薬産業政策研究所 日本で承認された新医薬品とその審査期間-2022年承認実績と経年動向調査-

　さて、新薬と言っても既存薬と明らかに作用機序が異なって治療上の位置付けが異なるものから、既存薬と同一作用機序・位置付けのものまで様々です。「処方された新薬は類薬・既存薬と何が違うのか」「治療上の位置付けはどこなのか」「服薬指導は既存薬と同じで良いのか」「副作用に違いはあるのか」「処方意図は何なのか」など疑問に感じることや、患者さんから以前の薬との違いを聞かれて戸惑った経験も少なくないと思います。また、「新薬の勉強は取っつきにくくて情報も少ないから少し苦手……」と思っている薬剤師もいらっしゃるのではないでしょうか。

　そんな中、私たち（木元 貴祥、Key）は新薬の情報を少しでも分かりやすく効率的に理解してほしいという想いで、2017年からWEBサイト「新薬情報オンライン」を運営してきました。本書は、新薬情報オンラインで特に注目されていた30個の新薬をピックアップし、**類薬との比較・使い分けが一目で分かるような比較表**とともに、「服薬指導のポイント」など、より**臨床の疑問解決に繋がる内容を加筆**しました。同効薬に関する書籍は多数存在していますが、本書は"新薬"に特化した上で、薬局・ドラッグストア・病院・製薬メーカー・予備校講師といった幅広い職務経験を有する薬剤師が執筆しています。そのため、分かりやすさと情報の質を担保しながら、臨床における実践的な内容を学べるのが特徴です。1つの新薬について、薬物療法の基礎知識を最新のガイドラインなどから解説の上、作用機序、類薬との比較、処方鑑査のポ

イント、服薬指導のポイントを5〜7ページでまとめました。各新薬の冒頭に設置しているQRコードを読み込んでいただくと、"オフライン"である紙面上から"オンライン"のWEBサイトに接続でき、最新の情報が確認可能です。また、ピックアップしきれなかった15個の新薬についても、各領域の最終項に簡潔にまとめています。

　本書では敢えて薬価の比較についてはあまり触れていません（一部、高額療養費制度の紹介はあります）。本来、治療を決定する上では、治療効果・安全性はもちろん、費用対効果も考慮する必要があります。しかし、本当の意味での最適な医療というのは、費用対効果の優劣だけで一律に決めるのではなく、医薬品の特徴を理解し、目の前の患者さんの状態や状況に合った適切な治療を選択することだと考えています。本書では薬価の影響を省くことで、純粋に医薬品としての比較を考察しているため、より薬剤師としての職能が発揮できる内容としました。ちなみに、薬価を決定している厚生労働省の中央社会保険医療協議会では、新薬の費用対効果評価も行っていて、結果次第では価格調整が入る仕組みになっています。

　昨今の薬剤師業務は対物から対人へシフトしつつあります。また、2024年から始まる医師の働き方改革によって、医師の業務の一部を薬剤師などの他職種にタスク・シフト/シェアしていくことが予想されています。それに伴い、薬剤師はより幅広く深い知識と多様な経験が求められています。臨床現場で本書をご活用いただくことで、新薬の理解促進とともに一歩踏み込んだ服薬指導、そして薬剤師の職能拡大に繋がることを切に願います。

2023年12月

木元 貴祥、Key

目次

COLUMN

さくっと
理解！

※ 2021年8月の薬機法改正により、これまでの「添付文書」は「電子化された添付文書（電子添文）」に名称が変更されましたが、本書では便宜上、全て「添付文書」に統一しています。

※ 本紙は、執筆時点における最新の添付文書・インタビューフォームなどを参考に作成しています。しかし、医療技術の進歩によって、記載された内容が正確ではなくなる可能性があります。従って、新薬のご使用時は、必ず最新の添付文書・インタビューフォームなどをご確認いただきますようお願い申し上げます。

※ 本紙に掲載した新薬情報は、2023年12月時点までのものです。特に指定のない限り、本紙の「現在」とはこの時点を指します。

※ 一般名は、原則、水和物・塩・遺伝子組換えの表記を省略しています〔例：ミロガバリンベシル酸塩→ミロガバリン、ガルカネズマブ（遺伝子組換え）→ガルカネズマブ〕。また、商品名は、商標登録®を省略しています。

本書の使い方

QR WEB サイト「新薬情報オンライン」の該当薬剤の紹介ページへの QR コードです。

基本情報

効能・効果に「①」「②」と番号が振り分けられている場合は、用法用量の「①」「②」と対応しています。

注目度ランク

WEB サイト「新薬情報オンライン」のアクセス数をもとに、注目度ランクを掲載しています。その年のアクセス数が 1〜5 位のものは★★★、6〜10 位のものは★★、10 位以降のものは★です。

本文

薬剤の対象疾患の基礎知識（適応症が複数ある場合には代表的なもの）
→作用機序
→類薬との比較
→処方鑑査のポイント
→服薬指導のポイント
→まとめ
の順です。

中枢神経・統合失調症

国内 5 製品目の SDA で抗うつ効果も期待されている

2. ラツーダ錠 20 mg/40 mg/60 mg/80 mg
（一般名：ルラシドン）

承認日	: 2020 年 3 月 25 日
効能・効果	: ①統合失調症、②双極性障害におけるうつ症状の改善
用法・用量	: ①通常、成人にはルラシドンとして 40 mg を 1 日 1 回食後経口投与する。なお、年齢、症状により適宜増減するが、1 日量は 80 mg を超えないこと。②通常、成人にはルラシドンとして 20〜60 mg を 1 日 1 回食後経口投与する。なお、開始用量は 20 mg、増量幅は 1 日量として 20 mg とし、年齢、症状により適宜増減するが、1 日量は 60 mg を超えないこと。
主な副作用	: アカシジア、そう痒、傾眠、不眠、ジスキネジア、プロラクチン上昇、悪心・嘔吐、便秘、体重増加など

\詳細記事/

注目度ランク：★★（2020 年承認新薬の記事のうち、WEB サイトへのアクセス数 6 位）

統合失調症を中心に解説！

統合失調症の薬物治療の基礎知識

- 統合失調症の症状は、幻覚・幻聴、妄想、自我障害などの「陽性症状」と、意欲障害、感情鈍麻、社会的引きこもりなどの「陰性症状」に分けられます。
- 初発治療（急性期治療）や維持期の治療において、第二世代の抗精神病薬が推奨されています[1]。
- 主な第二世代の抗精神病薬には、ラツーダなどのセロトニン・ドパミン・アンタゴニスト（SDA）、ジプレキサ（一般名：オランザピン）などの多元受容体標的化抗精神病薬（MARTA）、ドパミン・システム・スタビライザー（DSS）のエビリファイ（一般名：アリピプラゾール）、セロトニン・ドパミン・アクティビティ・モジュレーター（SDAM）のレキサルティ（一般名：ブレクスピブラ

1 SDA serotonin-dopamine antagonist
2 MARTA multi-acting receptor-targeted antipsychotics
3 DSS dopamine system stabilizer
4 SDAM serotonin dopamine activity modulator

12

作用機序を分かりやすく図解しています。なお、図内の
「⊥」は受容体の遮断や酵素活性の抑制を表しています。

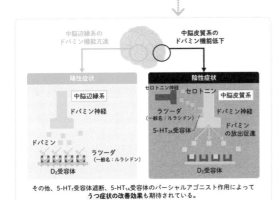

中脳辺縁系の
ドバミン機能亢進

中脳皮質系の
ドバミン機能低下

陽性症状

中脳辺縁系

ドパミン神経

ドパミン

ラツーダ
（一般名：ルラシドン）

D₂受容体

陰性症状

セロトニン神経　　セロトニン

中脳皮質系

ドパミン神経

ラツーダ
（一般名：ルラシドン）

5-HT₂A受容体

ドパミン
の放出促進

D₂受容体

その他、5-HT₇受容体遮断、5-HT₁A受容体のパーシャルアゴニスト作用によって
うつ症状の改善効果も期待されている。

図2.1　ラツーダの作用機序

ゾール）などがあります。有効性には明確な差がないことから、副作用プロファ
イルを考慮して薬剤が選択されます。

作用機序

　統合失調症の明確な要因は不明ですが、**陽性症状**は中脳辺縁系におけるドパミ
ン過剰、**陰性症状**は中脳皮質系におけるセロトニンがドパミン神経のセロトニン
5-HT₂A受容体に作用することによるドパミン放出の抑制によって引き起こされる
と考えられています。ラツーダは中脳辺縁系のドパミン D₂受容体の遮断作用に
よって陽性症状を改善し、中脳皮質系のセロトニン 5-HT₂A受容体の遮断作用に
よってドパミン神経の機能を回復させて陰性症状を改善します。
　その他にも、セロトニン 5-HT₇受容体遮断、セロトニン 5-HT₁A受容体のパーシャ
ルアゴニスト 作用による抗うつ効果も期待されています（図2.1）。

---

1 パーシャルアゴニスト　受容体に対してシグナル伝達を引き起こす物質がアゴニスト（作動薬）、シグ
ナル伝達を減弱させる物質がアンタゴニスト（遮断薬）です。アンタゴニストのうち、弱いながらも部分作
動をもつ物質を「パーシャルアゴニスト」と呼んでいます。

13

注釈　本文中に登場する、
専門用語の解説です。

服薬指導の ポイント

患者さんへの服薬指導の際におさえておきたい
ポイントを紹介しています。

処方鑑査のポイント

ラツーダは効能・効果によって用法・用量が異なりますので、必ず確認するようにしましょう（ 表2-2 の1日量を参考）。

表2-2　ラツーダの1日量

	開始用量	維持用量	最高用量
統合失調症	40 mg		80 mg
双極性障害	20 mg	20〜60 mg	60 mg

　食事の影響を受けるため、服用タイミングはいずれも「食後」です（空腹時に服用すると、C_{max}、AUCがいずれも低下します）。同じく双極性障害に使用するビプレッソ徐放錠（一般名：クエチアピン）は「就寝前」の投与ですので、混同しないようにしましょう。また、中等度〜重度の腎・肝機能障害がある場合も用量が異なりますので注意が必要です。
　その他、CYP3A4の強い阻害薬/強い誘導薬とは併用禁忌のため、クラリスロマイシン（CYP3A4を強く阻害）やリファンピシン（CYP3A4を強く誘導）などと併用されていないかのチェックも重要です。

服薬指導のポイント

　前述の通り、ラツーダの適応症は「統合失調症」「双極性障害におけるうつ症状の改善」です。ラツーダを初めて処方された場合、基本的には適応症により開始用量が異なるので、どちらか予測できるはずです。また、ラツーダの場合は、おそらく既に類薬を使用していて、効果に疑問があるため、または副作用など忍容性に問題があるために変更になるケースがほとんどと思われます。過去の処方薬から、適応症を判断できるケースが多いのではないでしょうか？　それを踏まえて「神経の高ぶりを抑える目的ですか？」「意欲を高める目的ですか？」などと確認するのが良いでしょう。
　類薬からの変更の場合、違いについて質問されることもあります。抗精神病薬や抗うつ薬の場合、類薬との違いを説明するのはかなり難しいと思われます。そのような場合には、「効く仕組みが違う」「作用する部分が異なる」などの表現で良いでしょう。「新しい薬なので、効き方も良くなるかもしれません」と少し期待を持たせる表現も良いと思われます。もちろん、類薬で

16

の副作用が問題で変更になった場合には、「そのような副作用は少なくなっています」と伝えて良いでしょう（ラツーダの場合はほとんどの副作用が少ないと言えます）。

ラツーダの服用上のポイントは、食事の影響を受けることです。空腹時に服用すると、効果が下がる可能性があります。必ず食後に服用するよう伝えましょう。

ラツーダは併用禁忌薬が多いこともポイントです。処方鑑査時に併用薬を確認するのはもちろんですが、予め「一部の抗菌薬などとは飲み合わせが悪いので、内科受診時などには必ず医師・薬剤師にお薬手帳を見せるようにしてください」と注意を促しましょう。

なお、グレープフルーツ（ジュース）とは併用注意に該当します。ただ、添付文書上は「本剤の服用中は"摂取しない"ように注意すること」と強い表現で書かれています。基本的には、ラツーダの服用中は摂らないように伝えましょう。

まとめ　ラツーダ錠

国内5製品目のSDAで、統合失調症と双極性障害におけるうつ症状に対して効果が期待されている。

セロトニン・ドパミン受容体以外の受容体にはあまり影響を及ぼさないため、他のSDAよりも全体的な副作用がマイルドな可能性がある。

参考文献
1) 日本神経精神薬理学会・日本臨床精神神経薬理学会. 統合失調症薬物治療ガイドライン2022
2) https://cocoromi-mental.jp/cocoromi-ms/psychiatry-medicine/lurasidone/about-lurasidone/
3) 三宅誕実 ほか. 臨床精神薬理 2011; 14: 1759-1767
4) Feng Y, et al. Psychiatry Clin Neurosci. 2020; 74: 336-343. PMID: 31823444
5) 日本うつ病学会. 日本うつ病学会診療ガイドライン 双極性障害（双極症）2023
6) Yatham LN, et al. Bipolar Disord. 2018; 20: 97-170. PMID: 29536616

本文の執筆の参考となった文献を明記しています。

本書は無理に前から順に読み進める必要はございません。「興味のある新薬から」や「興味のある新薬のみ」でもお読みいただけるよう作成しています。

登場人物

本書の「薬物治療の基礎知識」「作用機序」「類薬との比較」「処方鑑査の
ポイント」の項目については、以下の2名が執筆を担当している。

 ### 木元 貴祥（きもと たかよし）

講師業、サイト運営、会社経営をしている薬剤師。二児の父。製薬メーカー MR・
保険薬局・ドラッグストア・予備校にて勤務経験あり。講義は、学生から「イ
メージが膨らむ」「分かりやすい」などと好評。出版経験も豊富で、著書には、
薬学生、薬剤師、看護学生、看護師とそれぞれに向けた複数のものがある。

 ### Key（キー）

製薬業界で働いている薬剤師。二児の父。保険薬局・ドラッグストアにて勤務
経験あり。くすり相談窓口業務・MR向け研修担当・管理薬剤師経験もあるた
め、臨床現場の疑問に対して、エビデンスに基づいた正確で分かりやすい情報
提供を行うことを得意とする。普段はお金の話が好き。

 ### 鹿嶋 直純（かしま なおずみ）

保険薬局薬剤師。職場では管理薬剤師、兼、学術部長。現場ですぐに役立つ情報
を集めるのが趣味。雑誌編集の経験があり、分かりやすい文章で伝えることを大
切にしている。本書では主に**薬局薬剤師向け**の新薬について、「服薬指導のポイン
ト」を解説している。

 ### 大田 和季（おおた かずき）

病院薬剤師。職場では感染制御チームに所属している。臨床で生じた薬の疑問を
解決する記事を自身のブログに書くことを裏の生業としており、その内容にはそ
れなりの定評がある。本書では主に**病院薬剤師向け**の新薬について、「服薬指導の
ポイント」を解説している。

第 1 章

新薬情報の
探し方

：皆さんは新薬の勉強を始めるタイミングっていつですか？ また、新薬の勉強法や情報はどのように入手されていますか？

：私は主に院内での新規採用が検討されているときや、入院患者さんの持参薬に新薬があったときなどでしょうか。製薬メーカーの説明会が最初の情報収集源になることも多いですね。独立行政法人医薬品医療機器総合機構（PMDA：Pharmaceuticals and Medical Devices Agency）や業界紙からの情報も参考にしています。

：私は医薬品情報サイトで新発売の新薬を常に確認していて、発売されたら情報を集めます。業務後に本やインターネットで情報を入手することが多いです。ただ、薬局の他の薬剤師は、初めて処方が来たときに急いでネットで添付文書などを確認することが多いように思います。

：ありがとうございます。勉強を始めるきっかけやタイミングは職場環境によって異なると思います。

：私と木元は2017年から「新薬情報オンライン」の運営をしているので、私たちの情報収集方法・勉強方法について紹介しますね。

　新薬の情報を入手して勉強するためには、インターネットの情報と、PMDAなどの公的な情報を合わせて利用すると良いでしょう。それぞれメリット・デメリットがあるため、組み合わせた利用がベストです（表1）。

表1　インターネットと公的な情報のメリットとデメリット

	インターネット情報	公的な情報
メリット	・読みやすい ・情報の鮮度が高い ・臨床の疑問が解決しやすい ・大まかに理解したいときに良い	・情報の精度が高い ・情報に辿り着きやすい（登録不要） ・情報が網羅されている ・しっかりと理解したいときに良い
デメリット	・情報が玉石混交 ・情報に辿り着きづらい（一部登録必要） ・情報が網羅されていない	・読みづらい ・情報が古くなる ・臨床の疑問解決には繋がりにくい

　インターネットの情報は無料で公開されているものが多く、通勤時間や空き時間でも読みやすいのが特徴です。時間の有効活用が可能ですね。また、臨床の疑問点について、医師・薬剤師が解説しているサイトも多いため、臨床の疑問解決

に繋がりやすい印象があります。ただし、似たようなサイトが多いため、情報に辿り着きづらく、その根拠やエビデンスに乏しいこともしばしばあります。できるだけ、信頼できて更新頻度の多いサイトを見つけて活用すると良いでしょう。私が利用している主なサイトを以下にまとめました（表2）。一部、会員登録が必要ですが、全て無料で利用可能です！

表2　お勧めの情報サイト

サイト名	特徴	会員登録
m3.com	医療ニュース全般を解説	必須（無料）
ミクス Online	厚生労働省の審議会・研究会などのニュースが豊富	不要
CareNet.com	学会情報やガイドライン速報、医療系論文解説など臨床の情報を幅広く配信	必須（無料）
日経メディカル		必須（無料）
AnswerNews	製薬業界のニュースや動向が豊富	不要

　ミクス Online は登録不要で閲覧でき、厚生労働省の審議会や、新薬の承認情報をまとめて発信してくれているので、日々の医療業界の流れを把握するのにかなり活用しています。CareNet.com は「下平博士の DI ノート」というコラムで、新薬が簡潔に紹介されているのでお勧めです。日経メディカルも「最新DIピックアップ」というコラムで新薬が紹介されています。

　新薬情報オンラインでも同様のサイトをまとめていますので、ぜひご覧ください。薬剤師が運営している個人ブログも紹介しています♪

新薬情報オンライン

薬剤師の勉強・情報収集に役に立つ無料サイト・ブログを紹介
https://passmed.co.jp/di/archives/756

木元 ：私たちの新薬情報オンラインは新薬に特化して情報発信をしていますので、ホーム画面への追加、お気に入りへの登録など、ぜひご活用ください！本書の執筆中にも様々な新薬が登場しましたので、順次更新しています。

公的な情報源については、ド基本ではありますが、新薬のインタビューフォーム（IF）が取っ掛かりやすくて最適です。特に、「Ⅰ．１．開発の経緯」や「Ⅵ．2．薬理作用」を最初に読むと、新薬の開発の経緯や作用機序が理解できます。臨床試験や安全性についてもIFに載っていますが、それ以上の情報や、臨床的位置付けを確認したい場合、PMDAの「医療用医薬品 情報検索」から検索できる「審査報告書」がお勧めです。一見するとかなり見づらい資料ですが、臨床に関連する情報は後半半分あたりの「7．R機構における審査の概略」を読むと比較的理解しやすいと思います。特に7．R章の「臨床的位置付けについて」は、疾患の治療概要から既存薬・新薬の位置付けについて述べられているため、ここを確認するだけでもかなり勉強になります。

　また、安全性のリスクについて知っておきたい場合には、医薬品リスク管理計画（RMP：Risk Management Plan）が役立ちます。RMPの安全性検討事項のうち、「重要な潜在的リスク」は"関連性が疑われるが十分確認されていない重要なリスク"とされていて、添付文書・IFにもあまり記載されていない内容のため、新薬のリスクを把握しておくのに最適です。副作用のモニタリング項目を選択するときにも活用できるのではないでしょうか。作用機序から推察できるリスクや類薬での報告事例も載っているため、知っておいて損はありません。

　まずはインターネットで大まかな情報を理解しておき、いざ必要となった場合に公的な情報を読み込んで理解を深めると良いでしょう。新薬の情報源は限られているため、今回ご紹介した方法や本書を活用し、皆さんの日常業務の参考にしていただけると嬉しく思います。

第 2 章

注目の新薬

国内2製品目のオレキシン受容体拮抗薬！
ベルソムラと比較して併用薬の制限が少ない

1. デエビゴ錠 2.5 mg/5 mg/10 mg
（一般名：レンボレキサント）

承 認 日	：2020年1月23日
効能・効果	：不眠症
用法・用量	：通常、成人にはレンボレキサントとして1日1回5mgを就寝直前に経口投与する。なお、症状により適宜増減するが、1日1回10mgを超えないこととする。
主な副作用	：傾眠、頭痛、倦怠感、悪夢など

\ 詳細記事 /

注目度ランク：★★★（2020年承認新薬の記事のうち、WEBサイトへのアクセス数1位）

○ 不眠症の薬物治療の基礎知識

- 不眠症は、夜間の睡眠問題（入眠困難、睡眠維持困難、早朝覚醒）だけでなく、それによって日中の生活に何らかの障害（例：疲労、注意力低下、抑うつ気分の増加、眠気など）がもたらされることと定義されています。また、治療目標は、日中のQOLを改善することとされています[1]。

- 治療には睡眠衛生指導、薬物療法、認知行動療法などがあり、まずは睡眠衛生指導から始めます。しかし、改善が乏しく、薬物療法が必要と判断された場合は、睡眠薬などの薬物療法を行います[1]。

- 睡眠薬は、これまで主にBZ[注]受容体作動薬（BZ系薬剤・非BZ系薬剤）が使用されていました[1]。BZ受容体作動薬には、神経系の抑制に関与するGABA[注]の働きを高める作用などがあります。

- BZ受容体作動薬は長期服用時の耐性・依存形成や、持ち越し効果に伴う日中の眠気、せん妄、筋弛緩作用に伴うふらつき・転倒、認知機能への影響などに注意する必要があります（特に高齢者）。

- 近年、体内時計の調整によってより自然な入眠を促すことができるロゼレム（一般名：ラメルテオン）・メラトベル（一般名：メラトニン）や、覚醒に関与する

注 BZ benzodiazepine：ベンゾジアゼピン
注 GABA gamma-aminobutylic acid：γ-アミノ酪酸

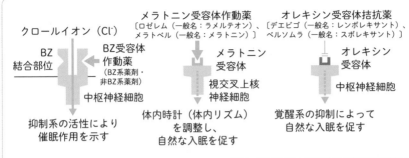

睡眠薬	特徴
BZ系薬剤	催眠作用が強い。耐性・依存形成、持ち越し効果に伴う日中の眠気、せん妄、筋弛緩作用、認知機能への影響も強い。入眠困難に対する超短時間作用型から、睡眠維持困難に対する長時間作用型まで幅広い種類がある。
非BZ系薬剤	BZ系薬剤と同程度の催眠作用を有し、筋弛緩作用や依存形成が少ないことから、ガイドライン[1]では第一選択薬に位置付けられている。
メラトニン受容体作動薬	BZ受容体作動薬よりも催眠作用は弱い。筋弛緩作用、依存形成、認知機能への影響はほぼない。ただし、効果発現まで2〜4週間を要することもあるため、速効性は期待できない。入眠困難に使用する（メラトベルは小児期の神経発達症に伴う入眠困難に使用する）。
オレキシン受容体拮抗薬	筋弛緩作用、依存形成、認知機能への影響はほぼない。催眠作用はロゼレムよりは強いが、BZ受容体作動薬よりは弱い。入眠困難・睡眠維持困難の両方に効果が期待できる。ベルソムラは高齢者に対するせん妄予防効果[2]も示唆されていて、現在国内で第III相試験が実施されている[3]。しばしば悪夢の副作用が発現する。

図1-1 主な睡眠薬の作用機序と特徴

　オレキシン受容体を遮断するベルソムラ（一般名：スボレキサント）・デエビゴが登場し、いずれもBZ受容体作動薬と比較して依存形成、せん妄、筋弛緩作用、認知機能への影響が少ないといった特徴があります。

○ 作用機序

　デエビゴはベルソムラと同じくオレキシン受容体拮抗薬です。主な睡眠薬の作用機序と特徴は 図1-1 の通りです。

○ 類薬との比較

　デエビゴと同じ作用機序を有するベルソムラとの違いについて 表1-1 にまとめ

表1-1 オレキシン受容体拮抗薬2製品の比較表

製品名	ベルソムラ錠	デエビゴ錠
一般名	スボレキサント	レンボレキサント
効能・効果	不眠症[※1]	不眠症
作用機序	オレキシン 1/2 受容体の遮断 (OX1R > OX2R)	オレキシン 1/2 受容体の遮断 (OX2R > OX1R)
用法・用量	1 日 1 回経口投与 成人：20 mg、高齢者（臨床試験では 65 歳以上）：15 mg	1 日 1 回 5 mg を経口投与 注：適宜増減可（10mg を超えない）
CYP3A 阻害薬との併用時	中程度の阻害薬の場合：10 mg 強い阻害薬の場合：禁忌	中程度・強い阻害薬の場合：2.5 mg
腎機能による調節	-	-
禁忌 （過敏症の既往歴以外）	・CYP3A の強い阻害薬投与中 （イトラコナゾール、クラリスロマイシン、リトナビル、パキロビッドパック、ゾコーバ錠など）	・重度の肝機能障害
併用注意	・アルコール（飲酒） ・中枢神経抑制薬 ・CYP3A の中程度阻害薬 ・CYP3A の強い誘導薬 ・ジゴキシン	・アルコール（飲酒） ・中枢神経抑制薬 ・CYP3A 阻害薬 ・CYP3A 誘導薬
一包化	不可	可
T_{max}[※2]	4.0 時間（20 mg 投与時）	1.5 時間（10 mg 投与時）
$t_{1/2}$[※2]	9.2 時間（20 mg 投与時）	47.4 時間（10 mg 投与時）
主な副作用	傾眠（4.7%）、頭痛（3.9%）、疲労（2.4%）、悪夢（1～5% 未満）	傾眠（10.7%）、頭痛（4.2%）、倦怠感（3.1%）、悪夢（1～3% 未満）

※1　二次性不眠症に対する本剤の有効性および安全性は確立されていない（効能又は効果に関連する使用上の注意より）
※2　いずれも14日間反復投与した際の数値（T_{max}は中央値、$t_{1/2}$は平均値）で、外国人のデータを含む

ました。デエビゴは併用禁忌がないのが特徴で、その他の**使い分けのポイントは「受容体への作用」「有効性」「用量制限」**です。

　オレキシン受容体にはオレキシン 1 受容体（OX1R）とオレキシン 2 受容体（OX2R）が存在していて、覚醒の安定化と睡眠の抑制に関与しています。OX1R と OX2R のどちらがより覚醒・睡眠に寄与しているかは、未だ十分に解明されていませんが、近年の基礎研究では、OX2R の方が睡眠・覚醒リズムの調節や覚醒からノンレム睡眠への移行に、より重要な役割を担っていることが示唆されています。デエビゴとベルソムラは両受容体を遮断しますが、特にデエビゴは OX2R、ベルソムラは OX1R に対する遮断作用が強いことが報告されています。

　有効性について、両剤を直接比較した臨床試験はありませんが、ネットワーク

メタアナリシス^(注)を用いた報告[4]において、デエビゴとベルソムラを1週間投与した際の入眠の改善度は、デエビゴ群で有意に高かったとされていました。同報告ではその理由として、デエビゴの方がオレキシン受容体に速やかに結合することや、T_{max}が短いことが挙げられています[4]。日本人健康成人男性にデエビゴ10 mgを14日間反復投与した際の14日目のレンボレキサントの血中濃度は、投与してから1.5時間で最高濃度（C_{max}）に達し、投与後3時間および8時間にはそれぞれC_{max}の44.7％および25.5％まで低下したと報告されています。従って、デエビゴは速やかに吸収され、その多くが就寝中に代謝されると推察されています。ただし、デエビゴの薬物動態は2相性を示し、消失相の消失半減期（$t_{1/2}$）は約50時間のため、翌日の持ち越し効果（傾眠や倦怠感）には注意が必要です。

BZ受容体作動薬やベルソムラは年齢による用量制限がありますが、デエビゴは年齢による用量制限がありません。また、ベルソムラは高い吸湿性のため一包化できませんが、デエビゴは**一包化が可能なため、服用薬の多い高齢者にも使用しやすい**と考えられます。ただし、非高齢者と比較すると血中濃度が高くなる傾向があるため、他の睡眠薬と同様に傾眠などの副作用には十分注意する必要があります。

不眠症治療においては、睡眠薬を可能な限り減薬・休薬していくことが求められています[5]。また、夜間の不眠症状の改善だけでなく、良眠によって日中の機能を改善することも重要です。デエビゴは夜間の不眠症状の改善はもちろん、**休薬後の離脱症状や反跳性不眠も生じにくい**と報告されていることから、不眠症治療のゴールである減薬・休薬もより期待できる薬といえるでしょう。

参考までに、2023年10月には、国内3製品目のオレキシン受容体拮抗薬となる見込みのダリドレキサントが申請されました。米国では既に製品名「QUVIVIQ」として承認されています。2024～2025年には国内でも承認見込みのため、今後は3製品の使い分けの検討が必要かもしれません。

○ 処方鑑査のポイント

CYP3Aの中程度・強い阻害薬（例：クラリスロマイシンなど）と併用する場合、デエビゴは2.5 mgに減量する必要があるため、併用薬は必ず確認するように

注 ネットワークメタアナリシス 薬剤の有効性および安全性などのアウトカムについて、複数の臨床試験をもとに複数の薬剤の比較の結果を統合することで、直接的な薬剤間比較（直接比較）や間接的な薬剤間比較（間接比較）を行うことが可能な解析手法です。様々な領域で報告が増えていて、治療方針の参考とされることもあります。しかしながら、解析に用いる臨床試験のデザインや対象集団、アウトカムが類似していない場合や、出版バイアス（良い結果ほど論文などで公表される）があるため、結果にバイアスが生じている可能性が高いことに注意を払う必要があります。

しましょう。また、デエビゴは主に肝臓で代謝されます。重度の肝機能障害のある患者には投与禁忌、中等度の肝機能障害のある患者では1日1回5mgを超えないこととされているため、肝機能のチェックも重要です。

服薬指導のポイント

　初めてデエビゴが処方されたとき、「なぜデエビゴが選択されたのか?」が分かると説明はかなり楽になります。ただ、当たり前ですが、それは処方箋に記載されていませんし、残念ながら「患者さん次第」です。

　そういう状況では、投薬時に、まず一般的に言われる薬剤の特性を説明し、状況を探るのが良いと思われます。例えば、初めてデエビゴが処方された場合は、「主に夜中に目が覚めたりするのを改善する効果がありますが、そうですか?」くらいの感じです。「はい」なら問題ないですし、「いや、寝付きも悪いんだよね」ということならば「夜中に目が覚めるのを改善しますが、寝付きも良くする効果もありますよ」と説明します。

　ある薬剤からの変更の場合は、先に飲んでいた薬剤によって説明が変わります。例えばBZ系薬剤のフルニトラゼパムからの変更なら、医師が依存性を考慮したことも考えられますので、「フルニトラゼパムに比べると、依存性がほとんどないのが特徴で、安心して服用できますよ」と説明します。まずは「**飲む気になってもらう説明**」に近づけるのが良いでしょう。

　睡眠薬の投薬時に避けられないのは、「強弱の比較」の質問です。現実には、同じ作用機序でも力価を考慮するとなかなか難しく、機序が異なる薬剤同士の場合はさらに困難です。そういう場合は比較することを避けて、デエビゴの場合は「今までの睡眠薬とは効く仕組みが違うので比較はできませんが、新しいお薬で効果も良く、依存性も少ないですよ」などと説明すると良いでしょう。ベルソムラとの比較なら「デエビゴの方が効果の発現が早く、寝付きが良くなっているようです」という説明で対応できます。

　なお、その他の注意点は、ほぼ睡眠薬に共通するものです。「寝る直前に服用する」「夜中に目が覚めてトイレに行くときや、起床時のふらつきに注意する」などが挙げられます。特に、夜中にトイレに行く際には「手を壁についたり、手すりを持ったりするように」と具体的に伝えることが大切です。

まとめ **デエビゴ錠**

Key

国内2製品目のオレキシン受容体拮抗薬で、自然な入眠を促す。

BZ受容体作動薬と比較して依存形成、せん妄、筋弛緩作用が少ない。

ベルソムラと比較して、併用薬の禁忌がなく、年齢による用量制限がない。ベルソムラよりも入眠の改善度が高い可能性が示唆されている。

参考文献

1) 日本神経治療学会. 標準的神経治療：不眠・過眠と概日リズム障害. 2016
2) Hatta K, et al. J Clin Psychiatry. 2017; 78: e970-e979. PMID: 28767209
3) 田中宜之. jRCT2031200149.
4) Kishi T, et al. Neuropsychopharmacol Rep. 2021; 41: 450-458. PMID: 34553844
5) 日本睡眠学会. 睡眠薬の適正な使用と休薬のための診療ガイドライン. 2014

国内 5 製品目の SDA で抗うつ効果も期待されている

2. ラツーダ錠 20 mg/40 mg/60 mg/80 mg
（一般名：ルラシドン）

承 認 日	：2020 年 3 月 25 日
効能・効果	：①統合失調症、②双極性障害におけるうつ症状の改善
用法・用量	：①通常、成人にはルラシドンとして 40 mg を 1 日 1 回食後経口投与する。なお、年齢、症状により適宜増減するが、1 日量は 80 mg を超えないこと。②通常、成人にはルラシドンとして 20～60 mg を 1 日 1 回食後経口投与する。なお、開始用量は 20 mg、増量幅は 1 日量として 20 mg とし、年齢、症状により適宜増減するが、1 日量は 60 mg を超えないこと。
主な副作用	：アカシジア、そう痒、傾眠、不眠、ジスキネジア、プロラクチン上昇、悪心・嘔吐、便秘、体重増加など

＼ 詳細記事 ／

注目度ランク： ★★☆ （2020 年承認新薬の記事のうち、WEB サイトへのアクセス数 6 位）

> 統合失調症
> を中心に解説！

○ 統合失調症の薬物治療の基礎知識

● 統合失調症の症状は、幻覚・幻聴、妄想、自我障害などの「陽性症状」と、意欲障害、感情鈍麻、社会的引きこもりなどの「陰性症状」に分けられます。

● 初発治療（急性期治療）や維持期の治療において、第二世代の抗精神病薬が推奨されています[1]。

● 主な第二世代の抗精神病薬には、ラツーダなどのセロトニン・ドパミン・アンタゴニスト（SDA[注]）、ジプレキサ（一般名：オランザピン）などの多元受容体標的化抗精神病薬（MARTA[注]）、ドパミン・システム・スタビライザー（DSS[注]）のエビリファイ（一般名：アリピプラゾール）、セロトニン・ドパミン・アクティビティ・モジュレーター（SDAM[注]）のレキサルティ（一般名：ブレクスピプラ

[注 SDA] serotonin-dopamine antagonist
[注 MARTA] multi-acting receptor-targeted antipsychotics
[注 DSS] dopamine system stabilizer
[注 SDAM] serotonin dopamine activity modulator

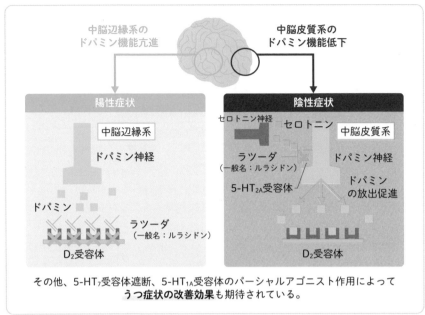

その他、5-HT₇受容体遮断、5-HT₁A受容体のパーシャルアゴニスト作用によって**うつ症状の改善効果**も期待されている。

図2-1 **ラツーダの作用機序**

ゾール）などがあります。有効性には明確な差がないことから、副作用プロファイルを考慮して薬剤が選択されます。

○ 作用機序

　統合失調症の明確な要因は不明ですが、**陽性症状**は中脳辺縁系におけるドパミン過剰、**陰性症状**は中脳皮質系におけるセロトニンがドパミン神経のセロトニン5-HT₂A受容体に作用することによるドパミン放出の抑制によって引き起こされると考えられています。ラツーダは中脳辺縁系のドパミンD₂受容体の遮断作用によって陽性症状を改善し、中脳皮質系のセロトニン5-HT₂A受容体の遮断作用によってドパミン神経の機能を回復させて陰性症状を改善します。

　その他にも、セロトニン5-HT₇受容体遮断、セロトニン5-HT₁A受容体のパーシャルアゴニスト^(注)作用による抗うつ効果も期待されています（図2-1）。

注 パーシャルアゴニスト 受容体に対してシグナル伝達を引き起こす物質がアゴニスト（作動薬）、シグナル伝達を減弱させる物質がアンタゴニスト（遮断薬）です。アンタゴニストのうち、弱いながらも部分作動をもつ物質を「パーシャルアゴニスト」と呼んでいます。

　現在、国内では統合失調症に効能・効果を有する5製品のSDAが承認されています。表2-1 に特徴などをまとめました。リスパダール（一般名：リスペリドン）は古くから使用されているため、使用経験が豊富で、剤形も多くの種類があります。**使い分けのポイントは「用法・用量」「相互作用」「副作用」「抗うつ効果」です。**

　用法・用量について、インヴェガ（一般名：パリペリドン）とラツーダのみ1日1回の投与で、開始用量と維持用量が同一です。リスパダール以外のSDAは食事の影響を受けるため、いずれも食後の投与です。

　相互作用について、ラツーダはCYP3A4で代謝されることから、CYP3A4の強い阻害薬/強い誘導薬とは併用禁忌です。リスパダール、ルーラン（一般名：ペロスピロン）、インヴェガにはアドレナリン以外の併用禁忌がありません。

　副作用については、各受容体への作用の強度も関係しています。例えば、ヒスタミンH_1受容体の遮断作用は眠気・傾眠や体重増加、ムスカリンM_1受容体の遮断作用は便秘・口渇などに関連しています。セロトニン5-HT_{1A}受容体刺激作用は錐体外路障害（アカシジアなど）を軽減するとともに、抗うつ効果も期待できます。ラツーダは、アカシジアの発現頻度が若干高い（8.3％）ものの、セロトニン・ドパミン受容体以外の受容体にはあまり影響を及ぼさないため、他のSDAよりも全体的な副作用がマイルドだと考えられます[2,3]。統合失調症患者を対象に、リスパダールとラツーダを直接比較した中国の臨床試験では、有効性についてリスパダールに対するラツーダの非劣性が示されています。また、プロラクチン増加、体重増加、錐体外路障害はラツーダで有意に低いという結果でした[4]。

　最後に抗うつ効果です。抗うつ効果はセロトニン5-HT_{1A}受容体への作用やセロトニン5-HT_7受容体遮断によると考えられています。ラツーダは「双極性障害におけるうつ症状の改善」に対しても効能・効果を有していて、国内外のガイドラインで標準治療薬の一つに位置付けられています[5,6]。

　以上より、ラツーダは1日1回投与のため、**アドヒアランスの向上を期待**する場合や、**副作用の軽減を期待したい場合、抗うつ効果を期待**する場合に適しているのではないでしょうか。また、**リスパダールなどの既存薬で効果不十分または忍容性[注]が低い場合**にも期待できると考えます。ただし、併用禁忌が多いため、併用薬には注意が必要です。

注 忍容性 薬を投与された患者にとって、薬の副作用がどの程度耐えられるかを表す言葉です。ある薬の投与によって副作用が発現したとしても、患者が十分耐えられる程度であれば「忍容性が高い薬」で、逆に耐えられない副作用が発生した場合は「忍容性が低い薬」と表現されます。

表 2-1 SDA 5製品の比較表

製品名	リスパダール	ルーラン	ロナセン	インヴェガ[※1]	ラツーダ
一般名	リスペリドン	ペロスピロン	ブロナンセリン	パリペリドン	ルラシドン
剤形	錠/OD錠/細粒/内用液/筋注用	錠	錠/散剤/テープ	錠[※1]	錠
統合失調症以外の適応症	小児期の自閉スペクトラム症に伴う易刺激性	-	-	-	双極性障害におけるうつ症状の改善
用法・用量（錠剤）[※2]	1日2回	1日3回食後	1日2回食後	1日1回朝食後	1日1回食後
開始用量	1回1mg	1回4mg	1回4mg	1回6mg	1回40mg
維持用量	1日2〜6mg	1日12〜48mg	1日8〜16mg		1回40mg
最大用量	1日12mg	1日48mg	1日24mg	1日12mg	1日80mg
腎機能による調節	-	-	-	あり	あり（肝機能による調節もあり）
小児（統合失調症）	×	×	○（12歳以上）	×	×
併用禁忌（アドレナリン以外）	-	-	・CYP3A4の強い阻害薬	-	・CYP3A4の強い阻害薬/誘導薬
主な受容体への作用 [2,3] — 5-HT$_{1A}$刺激	-	++++	-	-	++
α$_1$遮断	+++	++	++	+++	++
H$_1$遮断	+	++	-	+	-
M$_1$遮断	-	-	++	-	-
副作用 [2] — 錐体外路障害	++	+	++	+	+
高プロラクチン血症	+++	+	+	+++	+
便秘・口渇	±	±	±	±	±
眠気	+	+	±	±	+
体重増加	++	+	±	+	±

※1 同有効成分を含有しているゼプリオン水懸筋注もある（4週間隔、12週間隔）
※2 成人の統合失調症に使用する場合

ラツーダは効能・効果によって用法・用量が異なりますので、必ず確認するようにしましょう（ 表2-2 の1日量を参考）。

表2-2 　ラツーダの1日量

	開始用量	維持用量	最高用量
統合失調症	40 mg		80 mg
双極性障害	20 mg	20〜60 mg	60 mg

食事の影響を受けるため、服用タイミングはいずれも「食後」です（空腹時に服用すると、C_{max}、AUCがいずれも低下します）。同じく双極性障害に使用するビプレッソ徐放錠（一般名：クエチアピン）は「就寝前」の投与ですので、混同しないようにしましょう。また、中等度〜重度の腎・肝機能障害がある場合も用量が異なりますので注意が必要です。

その他、CYP3A4の強い阻害薬/強い誘導薬とは併用禁忌のため、クラリスロマイシン（CYP3A4を強く阻害）やリファンピシン（CYP3A4を強く誘導）などと併用されていないかのチェックも重要です。

服薬指導のポイント

前述の通り、ラツーダの適応症は「統合失調症」「双極性障害におけるうつ症状の改善」です。ラツーダを初めて処方された場合、基本的には適応症により開始用量が異なるので、どちらか予測できるはずです。また、ラツーダの場合は、おそらく既に類薬を使用していて、効果に疑問があるため、または副作用など忍容性に問題があるために変更になるケースがほとんどと思われます。過去の処方薬から、適応症を判断できるケースが多いのではないでしょうか？　それを踏まえて「神経の高ぶりを抑える目的ですか？」「意欲を高める目的ですか？」などと確認するのが良いでしょう。

類薬からの変更の場合、違いについて質問されることもあります。抗精神病薬や抗うつ薬の場合、類薬との違いを説明するのはかなり難しいと思われます。そのような場合には、「効く仕組みが違う」「作用する部分が異なる」などの表現で良いでしょう。「新しい薬なので、効き方も良くなるかもしれません」と少し期待を持たせる表現も良いと思われます。もちろん、類薬で

の副作用が問題で変更になった場合には、「そのような副作用は少なくなっています」と伝えて良いでしょう（ラツーダの場合はほとんどの副作用が少ないと言えます）。

ラツーダの服用上のポイントは、食事の影響を受けることです。空腹時に服用すると、効果が下がる可能性があります。必ず食後に服用するよう伝えましょう。

ラツーダは併用禁忌薬が多いこともポイントです。処方鑑査時に併用薬を確認するのはもちろんですが、予め「一部の抗菌薬などとは飲み合わせが悪いので、内科受診時などには必ず医師・薬剤師にお薬手帳を見せるようにしてください」と注意を促しましょう。

なお、グレープフルーツ（ジュース）とは併用注意に該当します。ただ、添付文書上は「本剤の服用中は"摂取しない"ように注意すること」と強い表現で書かれています。基本的には、ラツーダの服用中は摂らないように伝えましょう。

まとめ ラツーダ錠

国内5製品目のSDAで、統合失調症と双極性障害におけるうつ症状に対して効果が期待されている。

セロトニン・ドパミン受容体以外の受容体にはあまり影響を及ぼさないため、他のSDAよりも全体的な副作用がマイルドな可能性がある。

参考文献
1) 日本神経精神薬理学会・日本臨床精神神経薬理学会. 統合失調症薬物治療ガイドライン2022
2) https://cocoromi-mental.jp/cocoromi-ms/psychiatry-medicine/lurasidone/about-lurasidone/
3) 三宅誕実 ほか. 臨床精神薬理 2011; 14: 1759-1767
4) Feng Y, et al. Psychiatry Clin Neurosci. 2020; 74: 336-343. PMID: 31823444
5) 日本うつ病学会. 日本うつ病学会診療ガイドライン 双極性障害（双極症）2023
6) Yatham LN, et al. Bipolar Disord. 2018; 20: 97-170. PMID: 29536616

遅発性ジスキネジアに対する初の治療薬

3. ジスバルカプセル 40 mg
（一般名：バルベナジン）

承認日	：2022 年 3 月 28 日
効能・効果	：遅発性ジスキネジア
用法・用量	：通常、成人にはバルベナジンとして 1 日 1 回 40 mg を経口投与する。なお、症状により適宜増減するが、1 日 1 回 80 mg を超えないこととする。
主な副作用	：倦怠感、傾眠、鎮静、錐体外路障害（流涎過多、振戦、アカシジア）など

\ 詳細記事 /

注目度ランク： ★★★（2022 年承認新薬の記事のうち、WEB サイトへのアクセス数 5 位）

○ 遅発性ジスキネジアの薬物治療の基礎知識

● ジスキネジアは、自分の意思とは無関係に身体が勝手に動いてしまう不随意運動の一種です。頻度の高いジスキネジアには、「L-ドパ誘発性ジスキネジア」と「遅発性ジスキネジア」の 2 種類があります[1]。

● L-ドパ誘発性ジスキネジアは、パーキンソン病治療薬に関連した不随意運動のことです。あたかも踊っているかのような不随意運動を呈するため、「舞踏運動」とも呼ばれます。

● 遅発性ジスキネジアは、抗精神病薬（→P.12）などの長期使用（2～3 か月以上）によって引き起こされる不随意運動です。「繰り返し唇をすぼめる」「口をもぐもぐさせる」といった口周囲の症状が多く、手足に起こることもあります。

● 遅発性ジスキネジアは予防が重要ですが、早期に発見して早期に症状を改善させることで重症化を防ぐことができます。

● 遅発性ジスキネジアの治療としては、「原因薬剤の中止」「他の抗精神病薬への変更」「不随意運動そのものへの治療」があります。不随意運動そのものへの治療については、GABA 作動薬（ジアゼパム、クロナゼパム）、シンメトレル（一般名：アマンタジン）、コレアジン（一般名：テトラベナジン）、ビタミン E/B$_6$、ボツリヌス毒素などがありますが、いずれも保険適応外です[1]。

● ジスバルは、不随意運動そのものへの治療薬として承認された国内初の医薬品で、米国精神病学会の統合失調症治療ガイドラインでは中等度から高度の遅発性ジス

キネジアの治療薬として推奨[2)] されています（軽度の場合、患者意向や心理社会的機能への影響を鑑みて投与を考慮）。

○ 作用機序

抗精神病薬には少なからず「ドパミン受容体遮断作用」があり、これによって長期的にブロックされていたドパミン受容体の感受性が亢進したり、ドパミン分泌が促進したりすることで、遅発性ジスキネジアが引き起こされると考えられています。

ドパミン再取り込みの際に、細胞質からシナプス小胞へのドパミン取り込みを制御している「VMAT2[(注)]」と呼ばれるトランスポーターがあります。ジスバルの活性代謝物がVMAT2を阻害することで、放出するドパミン量を減少させ、遅発性ジスキネジアの症状を改善すると考えられています（**図3-1**）。

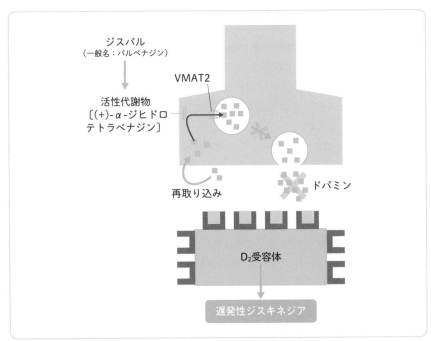

図3-1 ジスバルの作用機序

注 VMAT2　vesicular monoamine transporter 2：小胞モノアミントランスポーター 2

○ 類薬との比較

　現在、遅発性ジスキネジアに対する治療薬として承認されている薬剤はジスバルのみのため、類薬がありません。ただ、同じ作用機序を有する薬剤として、「ハンチントン病に伴う舞踏運動」に使用するコレアジンがあり、保険適応外ではあるものの遅発性ジスキネジアに対する治療選択肢の一つとされています[1]。適応症が異なるため、使い分けなどは特にありませんが、主な特徴について 表3-1 にまとめました。

　VMAT2阻害薬はドパミン以外のモノアミン（例：ノルアドレナリン、セロトニン）の小胞への取り込みも阻害するため、副作用としてうつ病の悪化や抑うつ状態などが懸念されます。コレアジンは特に抑うつを招く作用が強いため、自殺企図・抑うつ状態の患者に対しては投与禁忌とされています。ジスバルは臨床試験において、因果関係が否定できないうつ病および自殺関連有害事象の発現割合にプラセボ群と明らかな差異がなかった[3] ことから、自殺企図・抑うつ状態の患者への投与は禁忌ではありません。ただし、RMPの「重要な潜在的リスク」には「うつ病および自殺」が挙げられているため、注意が必要です。

　その他、作用機序は同一ですが、相互作用が若干異なります。コレアジンの活性代謝物はCYP2D6で代謝され、ジスバルの活性代謝物はCYP2D6およびCYP3Aで代謝されます。また、ジスバルはP-gp[注] の阻害作用も有しています。そのため、ジスバルの方が併用注意薬は多いです（CYP3Aの中程度以上の阻害薬/誘導薬、P-gpの基質薬剤など）。

　コレアジンは遅発性ジスキネジアに適応を有さないものの、国内の重篤副作用疾患別対応マニュアル[1] では治療選択肢の一つとして記載されています。また、米国精神医学会の統合失調症治療ガイドラインでは、中等度から高度の遅発性ジスキネジア治療薬として、VMAT2阻害薬の両剤が推奨されていますが、**コレアジンのうつ病の発症率の高さや半減期の短さから、ジスバルの方が好ましい**と記載されています[2]。実臨床で取り扱う頻度は低いかもしれませんが、コレアジンとジスバルの違いについて理解しておくと良いでしょう。

○ 処方鑑査のポイント

　ジスバルは基本1日1回40 mg（1カプセル）の服用です。1週間以上継続して忍

注 P-gp ）P-glycoprotein：P糖タンパク質

表3-1　VMAT2阻害薬2製品の比較表

製品名	コレアジン錠12.5 mg	ジスバルカプセル40 mg
一般名	テトラベナジン	バルベナジン
効能・効果	ハンチントン病に伴う舞踏運動	遅発性ジスキネジア
用法・用量	1日量12.5 mg（1日1回投与）から経口投与を開始し、以後症状を観察しながら1週毎に1日量として12.5 mgずつ増量し、維持量を定める。 1日量が25 mgの場合は1日2回、1日量が37.5 mg以上の場合には1日3回に分けて投与する。 （1日最高投与量は100 mg、1回最高投与量は37.5 mg）	1日1回40 mgを経口投与 （最高用量は1日1回80 mg）
禁忌 （過敏症の既往歴以外）	・自殺念慮、自殺企図のある患者、不安定なうつ病・うつ状態 ・重篤な肝機能障害	・先天性QT延長症候群またはTorsade de pointesの既往
併用禁忌	・MAO阻害薬を投与あるいは投与中止後2週間以内 ・レセルピンを投与中あるいは投与中止後3週間以内	-
代謝	CYP2D6	CYP2D6、CYP3A
併用注意	・CYP2D6阻害薬 ・QT延長を起こすことが知られている薬剤 ・レボドパ ・ドパミン拮抗薬 ・降圧剤 ・アルコール、中枢神経抑制薬	・CYP2D6阻害薬 ・QT延長を起こすことが知られている薬剤 ・MAO阻害薬 ・テトラベナジン ・CYP3Aの中程度以上の阻害薬/誘導薬 ・P-gpの基質薬剤
$t_{1/2}$※	テトラベナジン：0.7時間 活性代謝物：3.2〜4.9時間	ジスバル：15.88時間 活性代謝物：16.64時間
重大な副作用	・うつ病・うつ状態、自殺念慮、自殺企図 ・悪性症候群	・傾眠、鎮静 ・重篤な過敏症 ・錐体外路障害 ・悪性症候群

※コレアジンは12.5 mg、ジスバルは40 mg投与時

容性が確認され、かつ効果不十分な場合にのみ増量（1日1回80 mg）を検討します。ただし、次の患者では、ジスバルの活性代謝物の血中濃度が上昇し、QT延長などの副作用の発現リスクが高まるため、増量は不可とされています。

<増量不可の患者>
- 遺伝的にCYP2D6の活性が欠損、中等度以上の肝機能障害
- CYP2D6の強い阻害薬（パロキセチン、キニジンなど）を使用中
- CYP3Aの強い阻害薬（イトラコナゾール、クラリスロマイシンなど）を使用中

　増量の処方があった際には、40 mg服用時の期間（1週間以上）と忍容性とともに、上記も確認しておくと良いでしょう。

服薬指導のポイント

　ジスバルの用法は1日1回と特に食事の規定はありませんが、空腹時に投与した場合は食後に投与した場合と比較して血中濃度が上昇することが示唆されています。そのため、できるだけ服用タイミングを統一することや、特に食後に服用している患者さんが増量する場合には用量調節の前後で服用タイミングを変えないことをしっかりと指導する必要があります。

　重大な副作用として傾眠（16.9％）、鎮静（1.2％）、錐体外路障害（流涎過多11.2％、振戦7.2％、アカシジア6.8％など）、悪性症候群（頻度不明）、重篤な過敏症（重篤な発疹0.4％など）が知られています。傾眠・鎮静のリスクから、自動車運転など危険の伴う機械の操作には従事しないよう注意喚起する必要があります。また、錐体外路障害ではよだれが出る・手足のこわばりやふるえ・足がそわそわするなどの症状が、悪性症候群では急な高熱・筋肉がこわばる・ものが飲み込みにくくなる・脈が速くなるといった症状が例として挙げられるため、こういった症状がある場合はすぐに医療機関に連絡するように伝えましょう。

　国内臨床試験で自殺による死亡は報告されてはいないものの、本剤はドパミンやセロトニン、ノルアドレナリンなどのモノアミン遊離量の減少作用を有しており、うつ状態および自殺関連有害事象を引き起こす可能性があるとされています。適正使用ガイド[4]では、対策としてそういったリスクについて、患者さんおよびその家族などに十分な説明を行うとともに、徴候が認められた場合は連絡するように指導することが推奨されていました。なかなか自殺企図などは説明しにくいかもしれませんが、患者さん向けの説明用資材では「気分の落ち込み」や「不安感が強くなる」、「死にたいと思うなど」と表現されており、指導の際には参考にできそうです。説明用資材にはその他の副作用についても平易な表現、かつ分かりやすいイラスト付きで症状がまとめら

れているので、必要に応じて活用すると良いでしょう。

まとめ ジスバルカプセル

遅発性ジスキネジアに対する初の治療薬。

VMAT2を阻害することで、ドパミン量を減少させ、遅発性ジスキネジア
の症状を改善する。

CYP2D6やCYP3Aで代謝されるため、相互作用や増量不可の患者さんが
いることに注意が必要。

参考文献

1) 厚生労働省. 重篤副作用疾患別対応マニュアル　ジスキネジア. 2009（令和4年改定）
2) 米国精神病学会. 統合失調症治療ガイドライン第3版
3) ジスバル　医薬品リスク管理計画書（RMP）
4) ジスバル　適正使用ガイド

軽度～重度のアルツハイマー型認知症に使用可能な貼付剤

4. アリドネパッチ 27.5 mg/55 mg
（一般名：ドネペジル）

承認日：2022 年 12 月 23 日

効能・効果：アルツハイマー型認知症における認知症症状の進行抑制

用法・用量：通常、軽度～中等度のアルツハイマー型認知症患者にはドネペジルとして、1 日 1 回 27.5 mg を貼付する。高度のアルツハイマー型認知症患者にはドネペジルとして、27.5 mg で 4 週間以上経過後、55 mg に増量する。なお、症状により 1 日 1 回 27.5 mg に減量できる。
本剤は背部、上腕部、胸部のいずれかの正常で健康な皮膚に貼付し、24 時間毎に貼り替える。

\ 詳細記事 /

主な副作用：適用部位そう痒感、適用部位紅斑、接触皮膚炎、下痢、食欲不振など

注目度ランク： ★☆☆（2020 年承認新薬の記事のうち、WEB サイトへのアクセス数 11 位）

○ アルツハイマー型認知症の薬物治療の基礎知識

- 認知症は、主に「アルツハイマー型認知症（AD [注]）」「レビー小体型認知症」「前頭側頭型認知症」「血管性認知症」に分類され、特に AD が認知症の 6～7 割を占めています[1]。

- AD の症状は、記憶障害、失見当識、失語などの「中核症状」と、妄想、易怒性などの「行動・心理症状（BPSD [注]）」があり、それぞれの症状に対して薬物療法と非薬物療法を組み合わせて治療します[1]。

- 中核症状に対しては、アセチルコリンエステラーゼ（AChE [注]）阻害薬（ドネペジル、ガランタミン、リバスチグミン）や、NMDA [注] 受容体拮抗薬のメマリー錠／ドライシロップ（一般名：メマンチン）が使用されます。

- 軽度の AD の場合には AChE 阻害薬 1 剤、中等度の場合には AChE 阻害薬 and/or

注 AD ） Alzheimer's disease
注 BPSD ） behavioral and psychological symptoms of dementia：行動・心理症状
注 AChE ） acetylcholinesterase
注 NMDA ） N-methyl-D-aspartate：N-メチル-D-アスパラギン酸

メマリー、重度の場合にはドネペジルand/or メマリーの使用が推奨されています。

- ADはBPSDに対する治療薬や、その他の併存疾患に対する治療薬を併用することが多いため、アドヒアランスが低下しやすく、嚥下困難や寝たきりの患者も少なくありません。また、内服のAChE阻害薬は初期に消化器症状が発現することがあるため、治療継続が困難となるケースもあります。内服薬が適さない場合、貼付剤の使用が検討されます。

- これまで、AChE阻害薬の貼付剤はイクセロンパッチ/リバスタッチパッチ（一般名：リバスチグミン）しかありませんでしたが、新たな貼付剤としてアリドネパッチが登場しました。

○ 作用機序

ADでは、脳内のコリン作動性神経系の機能低下が認められています。アリドネは、アセチルコリン（ACh）を分解する酵素であるAChEを可逆的に阻害することで脳内ACh量を増加させ、脳内のコリン作動性神経系を活性化すると考えられています（図4-1）。

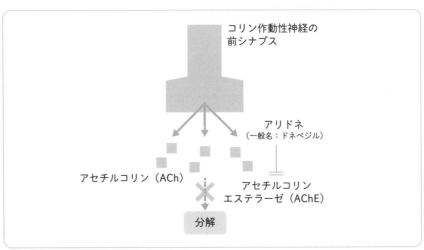

コリン作動性神経の
前シナプス

アリドネ
（一般名：ドネペジル）

アセチルコリン（ACh）

アセチルコリン
エステラーゼ（AChE）

分解

図4-1　アリドネの作用機序

○ 類薬との比較

現在、AChE阻害薬の貼付剤は2成分3製品が承認されていますので、表4-1に特徴などをまとめました。イクセロンパッチ/リバスタッチパッチは同一成分で販

売メーカーが異なるだけのため、1製品としてまとめています。**使い分けのポイントは「重症度」「適用上の注意」「相互作用」「副作用」です**。有効性についてはAD治療薬の有効成分・剤形による明らかな差はないとされています[1]。

イクセロン/リバスタッチは軽度・中等度のADにしか使用できませんが、アリドネは軽度・中等度・重度のいずれの重症度に対しても使用可能な初の貼付剤です。ADは症状が進行するに伴って、嚥下困難や寝たきりの割合が高まるため、重度の方が貼付剤のメリットがあると考えられます。

適用上の注意について、アリドネは制限が多い印象です。アリドネの場合、同一箇所への貼付は7日以上の間隔を空ける必要があります。これは臨床試験において、皮膚刺激を避けるために設定していたからです[2]。その他、動物実験（モルモット）で皮膚光感作性が確認されていることから、貼付部位への直射日光を3週間は避けることとされています。加えて、臨床試験での発現は認められなかったものの、RMPの「重要な潜在的リスク」で光線過敏症が挙げられています。アリドネは製剤がかなり大きく、適用上の注意事項が多いことから、やや使いづらい印象を受けました。

相互作用について、アリドネは内服薬のアリセプト（一般名：ドネペジル）と同じく、CYP3A4やCYP2D6で代謝されることから、これらの阻害・誘導作用を有する薬剤とは併用注意に該当します。一方、イクセロン/リバスタッチはCYPの代謝を受けないため、併用注意の項目が少ないのが特徴です。

最後に副作用です。貼付剤全般的に言えることですが、適用部位関連の副作用が懸念されます。以前、イクセロン/リバスタッチの基剤はシリコン系基剤でしたが、2019年には刺激性の低い合成ゴム基剤に変更されました。直接比較はできないものの、インタビューフォームや添付文書の数値上、適用部位関連の副作用や消化器症状はアリドネの方が低い傾向にあります。

以上より、アリドネはイクセロン/リバスタッチと比べて**軽度から重度まで継続して使用したい場合**や、**副作用の軽減を期待したい場合**に適しているのではないでしょうか。ただし、イクセロン/リバスタッチよりも製剤が大きく、適用上の注意や相互作用に注意する必要があります。

○ 処方鑑査のポイント

アリドネは重症度によって用量（規格）が異なります。軽度〜中等度の場合は27.5 mgパッチを継続して使用しますが、重度の場合、初回は27.5 mgパッチを使用し、4週間以上経過後に55 mgパッチに増量します。必ず重症度および重度の場

表 4-1　AChE阻害薬の貼付剤の比較表

製品名		リバスタッチパッチ/イクセロンパッチ	アリドネパッチ
一般名		リバスチグミン	ドネペジル
規格		4.5 mg/9 mg/13.5 mg/18 mg	27.5 mg/55 mg
大きさ（面積）		2.5 cm^2〜10 cm^2	63 cm^2〜115 cm^2
効能・効果		**軽度および中等度**のアルツハイマー型認知症における認知症症状の進行抑制	アルツハイマー型認知症における認知症症状の進行抑制
用法・用量		1日1回	1日1回
適用上の注意	軽度・中等度	4.5 mg（4週）→9 mg（4週）→13.5 mg（4週）→18 mg（維持量）※患者の状態に応じて9 mgを開始用量としても良い	27.5 mg
	重度	-	27.5 mg（4週）→55 mg（維持量）
	貼付部位	背部、上腕部、胸部	背部、上腕部、胸部
	同一箇所への貼付	繰り返し同一箇所には貼付しないこと	同一部位への貼付は、**7日以上の間隔**を空けること
	直射日光	-	本剤を剥がした後は、貼付部位への**直射日光を3週間は避ける**
	外部熱	-	貼付部位の温度が上昇するとドネペジルの吸収量が増加（血中濃度が上昇）する恐れがある
代謝		肝臓（エステラーゼによる加水分解後、硫酸抱合）	肝臓（CYP3A4および一部CYP2D6）
併用注意		・コリン作動薬 ・コリンエステラーゼ阻害薬 ・抗コリン作用を有する薬剤 ・アトロピン系抗コリン薬 ・サクシニルコリン系筋弛緩薬 ・非ステロイド性消炎鎮痛薬	・スキサメトニウム ・コリン賦活薬 ・コリンエステラーゼ阻害薬 ・CYP3A阻害薬 ・ブロモクリプチン、イストラデフィリン ・キニジンなど ・カルバマゼピン、デキサメタゾン、フェニトイン、フェノバルビタール、リファンピシンなど ・中枢性抗コリン薬 ・アトロピン系抗コリン薬 ・非ステロイド性消炎鎮痛薬
主な副作用		適用部位紅斑（37.7%）、適用部位そう痒感（36.6%）、接触性皮膚炎（25.4%）、適用部位浮腫（11.1%）、適用部位皮膚剥脱（4.8%）、嘔吐（7.8%）、悪心（7.6%）、食欲減退（5.2%）	適用部位そう痒感（24.9%）、適用部位紅斑（24.3%）、接触皮膚炎（12.6%）、下痢・食欲不振（1〜3%未満）、悪心・嘔吐（1%未満）

合には治療期間を確認しておきましょう。

　また、他のAChE阻害薬とは併用できませんので、内服のAChE阻害薬やイクセロン/リバスタッチから切り替える際には、処方が重複していないか確認が必要です。なお、アリドネの27.5 mgパッチはアリセプト錠5 mg、55 mgパッチは同錠10 mgに相当しますので、アリセプト錠などの経口ドネペジル製剤からアリドネに切り替える際には、対応する用量も確認しておきましょう。

　併用禁忌はありませんが、CYP3A4やCYP2D6の阻害・誘導作用を有する薬剤やコリン賦活薬などとは併用注意に該当します。

 服薬指導のポイント

　全ての認知症治療薬に共通することですが、投薬する際に注目すべきことは、患者さんの病状の進行程度がどのくらいかということです。患者さんが一人で来局されているのか、それとも付き添い人がいるのか、薬を受け取るのは本人か、それとも本人＋付き添い人か、付き添い人だけか、確認してみましょう。本人だけの場合には、何回か繰り返して説明する必要がありますし、投薬後フォローなども必須になるかもしれません。

　貼付可能部位は、製剤包装の裏面に記載されているので、毎回違うところに貼るように指導します。添付文書では「同一部位への貼付は7日間避ける」とあるため、包装裏面に日付と貼付部位のチェックを記入しておくと分かりやすいです。記入するかどうかは、患者さんに確認してみましょう。ただ、独居の場合は、身体の前側か後ろ側の腰辺りにしか貼れません。包装裏面に記載されている身体の前側6か所と、後ろ側の腰部2か所をローテーションすると良いでしょう。独居でなく、家族に貼ってもらえる場合は、身体の後ろ側の上部も使えるので、ローテーションに困ることはないでしょう。

　1日1回の貼るタイミングは、夜に入浴するなら入浴後が適しています。高齢の場合は入浴しない日もあるかもしれませんが、基本的に夜が良いでしょう。

　アリドネに特有の注意点は、光線過敏症の可能性があることです。貼付可能部位は、ほとんどが衣服で覆うことができるところなので、大きな問題にはなりません。ただ、腕に貼る場合だけは、半袖を着る夏場には注意が必要です。散歩などで出掛ける習慣があるか、自宅でも直射日光の当たるところにいることがあるか、半袖を着る習慣があるか、確認する必要があります。

　その他では、添付文書に「貼付部位を外部熱（過度の直射日光、あんか、

サウナなどのその他の熱源）に曝露させないこと。貼付部位の温度が上昇すると本剤からのドネペジルの吸収量が増加し、血中濃度が上昇するおそれがある」と記載されています。一番心配なのは、冬場の電気毛布です（特に寒冷地域）。ただ、電気毛布が必要なのに使わないというわけにはいきません。冬場になったら、電気毛布を使用しているか、またそれによって体調変化がないかを確認してみましょう。

まとめ　**アリドネパッチ**

アルツハイマー型認知症（AD）の全ての重症度に使用可能な初の貼付剤。

イクセロン/リバスタッチよりも製剤が大きい。

貼付部位のローテーションや相互作用に注意する必要がある。

イクセロン/リバスタッチよりも適用部位関連の副作用や消化器症状が低い可能性がある。

参考文献

1）　日本神経学会. 認知症疾患診療ガイドライン2017
2）　アリドネ　審査報告書

国内 2 製品目の Ca^{2+} チャネル $\alpha_2\delta$ リガンド作用を有する神経障害性疼痛治療薬

5. タリージェ錠 /OD 錠 2.5 mg/5 mg/ 10 mg/15 mg
（一般名：ミロガバリン）

\ 詳細記事 /

| 承 認 日 |：2019 年 1 月 8 日（2022 年 3 月 28 日：中枢性神経障害性疼痛の適応拡大）

| 効能・効果 |：神経障害性疼痛

| 用法・用量 |：通常、成人には、ミロガバリンとして初期用量 1 回 5 mg を 1 日 2 回経口投与し、その後 1 回用量として 5 mg ずつ 1 週間以上の間隔を空けて漸増し、1 回 15mg を 1 日 2 回経口投与する。なお、年齢、症状により 1 回 10 mg から 15 mg の範囲で適宜増減し、1 日 2 回投与する。

| 主な副作用 |：傾眠、浮動性めまい、体重増加、浮腫など

注目度ランク：★★★（2019 年承認新薬の記事のうち、WEB サイトへのアクセス数 1 位）

○ 神経障害性疼痛の薬物治療の基礎知識

- 神経障害性疼痛は「末梢性」と「中枢性」に大別されています。
- 神経障害性疼痛全般に対する薬物療法は、痛みだけでなく QOL の改善も重要です[1]。
- 国内で鎮痛薬として承認されている第一選択薬（神経障害性疼痛全般）には、Ca^{2+} チャネル $\alpha_2\delta$ リガンドのリリカ（一般名：プレガバリン）やタリージェ、SNRI[注] のサインバルタ（一般名：デュロキセチン）、三環系抗うつ薬のトリプタノール（一般名：アミトリプチリン）があります[1]。
- Ca^{2+} チャネル $\alpha_2\delta$ リガンドは、末梢性神経障害性疼痛である「帯状疱疹後神経痛」や「糖尿病性神経障害に伴う痛みやしびれ」、中枢性神経障害性疼痛である「脊髄損傷後疼痛」に対して優れた鎮痛作用が認められていて、催眠・抗不安作用による QOL の改善も期待されています[1,2]。

○ 作用機序

タリージェはリリカと同じく Ca^{2+} チャネル $\alpha_2\delta$ リガンドに分類されています。

注 SNRI serotonin noradrenaline reuptake inhibitor：セロトニン・ノルアドレナリン再取り込み阻害薬

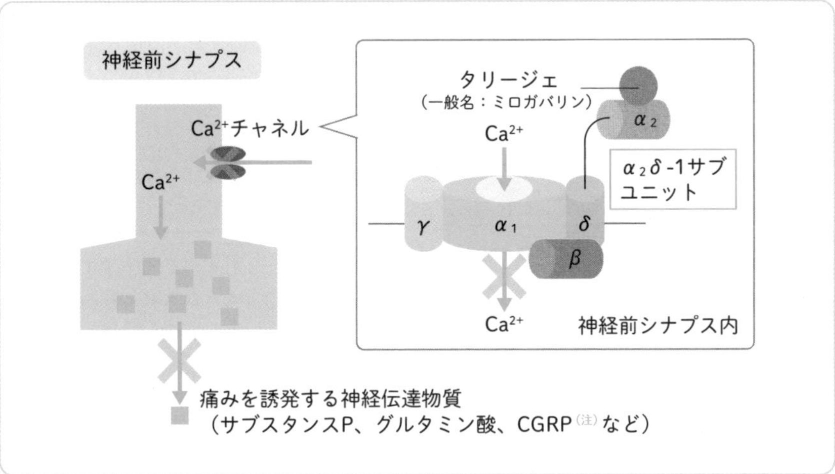

神経前シナプス
Ca^{2+}チャネル
Ca^{2+}
タリージェ
（一般名：ミロガバリン）
α_2
Ca^{2+}
$\alpha_2\delta$-1サブユニット
γ
α_1
δ
β
Ca^{2+}
神経前シナプス内
痛みを誘発する神経伝達物質
（サブスタンスP、グルタミン酸、CGRP（注）など）

図5-1 **タリージェの作用機序**

なお、"リガンド"と呼ばれているものの、結合してその働きを抑制するため、Ca^{2+}チャネル $\alpha_2\delta$ 遮断薬と理解しておいても良いでしょう。神経障害による疼痛は、神経前シナプスの電位依存性Ca^{2+}チャネルにCa^{2+}が流入することで生じると考えられています。タリージェは $\alpha_2\delta$ の中でも、特に疼痛に関与している $\alpha_2\delta$-1サブユニットに結合することで、Ca^{2+}の流入を抑制し、鎮痛作用を発揮します（図5-1）。

○ 類薬との比較

現在、神経障害性疼痛の適応を有するCa^{2+}チャネル $\alpha_2\delta$ リガンドは2製品あり、主な特徴は表5-1の通りです。**使い分けのポイントは「サブユニットへの親和性」「相互作用・注意を要する患者背景」「ガイドラインの位置付け」です。**

作用機序は同じですが、$\alpha_2\delta$ のサブユニットに対する親和性が異なっています。$\alpha_2\delta$ には2つのサブユニットがあり、$\alpha_2\delta$-1サブユニットは神経障害性疼痛の発症、$\alpha_2\delta$-2サブユニットは中枢神経系の副作用への関与が示唆されています。ヒト $\alpha_2\delta$-1および $\alpha_2\delta$-2に対するタリージェの解離半減期はそれぞれ11.1時間および2.4時間、リリカの解離半減期はいずれも1.4時間と報告されています[3]。つまり、タリージェの方が相対的に $\alpha_2\delta$-1への作用が強く、持続的な鎮痛作用と中枢神経系の副作用の軽減が期待されています。しかし、臨床試験などで明確に示したデータは今のところありません。例として、糖尿病性末梢神経障害性疼痛を対象にタ

注 CGRP　calcitonin gene-related peptide：カルシトニン遺伝子関連ペプチド

表5-1 神経障害性疼痛の適応を有するCa²⁺チャネルα₂δリガンド2製品の比較表

製品名	リリカカプセル/OD錠	タリージェ錠/OD錠
一般名	プレガバリン	ミロガバリン
作用機序	α₂δリガンド	α₂δリガンド (特にα₂δ-1サブユニットに特異的)
効能・効果	・神経障害性疼痛 ・線維筋痛症に伴う疼痛	・神経障害性疼痛
用法・用量※	初期量：150 mg/日 維持量：300 mg/日 最大量：600 mg/日 1日2回	初期量：10 mg/日 維持量・最大量：30 mg/日 1日2回
腎機能による調節	あり	あり
血液透析除去率	58.1%	15.3%
血液透析後の補充用量	規定あり	規定なし
併用注意	・中枢神経抑制薬 ・オキシコドン、ロラゼパム、アルコール（飲酒） ・血管浮腫を引き起こす薬剤（ACE阻害薬など） ・末梢性浮腫を引き起こす薬剤（チアゾリジン系薬剤など）	・プロベネシド ・シメチジン ・ロラゼパム、アルコール（飲酒）
特定の背景を有する患者に関する注意	・合併症・既往歴などのある患者：重度のうっ血性心不全、血管浮腫の既往、薬物依存の傾向または既往歴、精神障害 ・腎機能障害 ・妊婦・授乳婦 ・小児など ・高齢者	・腎機能障害 ・妊婦・授乳婦 ・小児など ・高齢者
ガイドラインの位置付け	神経障害全般[1]：1A	神経障害全般[1]：1A
帯状疱疹後神経痛[2]	1A	2B
糖尿病性末梢神経障害[2]	1A	2B

※神経障害性疼痛で腎機能障害のない場合の用法・用量

(注 推奨度とエビデンスレベル) 推奨の強さは「1：強く推奨する」、「2：弱く推奨する（提案する）」、エビデンスレベルは「A（強）：効果の推定値に強く確信がある」、「B（中）：効果の推定値に中程度の確信がある」、「C（弱）：効果の推定値に対する確信は限定的である」、「D（とても弱い）：効果の推定値がほとんど確信できない」です。

リージェとリリカとプラセボを比較した第Ⅱ相試験（アジア圏）では、タリージェとリリカで有効性・安全性に明確な差異は認められていませんでした[3,4]。一方、米国で実施された同様の第Ⅱ相試験では、タリージェの方がリリカよりも鎮痛効果が高く、安全性は同程度だったと報告されています[5]。いずれも小規模の臨床試験のため、明確な結論は得られていないことに注意が必要です。

　また、タリージェの方が「併用注意」や「特定の背景を有する患者に関する注意」の項目が少ない傾向です。これは重大な副作用や市販後の報告の違いによるもので、リリカでは心不全、血管浮腫、薬物依存などが報告されていますが、タリージェでは承認時までに同報告がほとんどなかったためです。ただし、タリージェでも可能性は否定できないことから、RMPの「重要な潜在的リスク」に記載されていますので、リリカ同様に注意が必要でしょう。

　ガイドラインの位置付けは両薬剤でほぼ同じですが、エビデンスはリリカの方が豊富なことから、**推奨度・エビデンスレベルはリリカに軍配が上がります**。

　以上より、**併用薬や合併症によってリリカが適さない場合**や、忍容性が低い場合にタリージェが良い選択肢になるでしょう。リリカを漸減的に中止してタリージェに変更しても、安全性に問題はなく、リリカ中止時点よりも有意に鎮痛効果が得られたとの国内報告もあります[6]。

処方鑑査のポイント

　タリージェは腎排泄型の薬剤のため、腎機能（Ccr[注]）によって用法・用量が異なります。通常は1日2回の投与ですが、重度の腎機能障害（Ccr＜30 mL/分）や血液透析患者の場合、1日1回の投与です。必ず腎機能の確認と添付文書の用法・用量を確認するようにしましょう。併用禁忌は特にありません。

服薬指導のポイント

　初めてタリージェが処方される患者さんは、以前はリリカを服用していたというケースが多いと思います。現在、リリカのジェネリックも販売されているため、まずはリリカを試す機会が多いのではないでしょうか。大抵は、リリカで効果不十分な場合や、めまいが強く出て継続できなかった場合

注　Ccr　creatinine clearance：クレアチニンクリアランス

に、タリージェに変更になると思われます。

　それゆえ、初めてタリージェが処方される患者さんには、以前にリリカを服用していたかを確認する必要があります。リリカの服用歴がある場合は、「効果が足りなかったですかね？」「めまいが強く出ましたか？」などとサラっと確認してみましょう。

　前述の通り、現状のデータでは、タリージェとリリカの効果・副作用の差については明確な答えがありません。ただ、タリージェに変更される場合は、当然、リリカよりも効果があることや副作用が少ないことを期待しているのは間違いないでしょう。患者さんには「リリカよりも効果があると言われています」「リリカよりもめまいが少ないと言われています」とお伝えして問題ありません。疼痛のストレスは相当なものなので、タリージェに対する患者さんの期待は大きいはずです。「効果があるといいですね」と前向きになれるように説明しましょう。

　リリカからの変更の場合は、めまいについての認識がある場合が多いですが、改めて説明しましょう。特に、飲み始めの1週間、増量してからの1週間は注意が必要です。めまいについては「めまいに気を付けてください」だけでは服薬指導と言えません。「立ち上がったり、向きを変えたりするときに起こりやすいので、急に姿勢を変えないようにしてください」や、「特に夜中にトイレに行く際などは、壁や手摺りに手をつくようにしましょう」など、具体的に提案しましょう。

　タリージェ、リリカともに、アルコールとは「併用注意」ですが、同時服用は絶対に避けるべきです。ひどい場合は、想像以上にクラクラして、目が回るようになることもあります。特に、夕食時に晩酌をする習慣のある患者さんには、注意喚起が必要です。ただ、「夕食時の飲酒をやめて」というのは、あまりにも横暴です。その場合は、夕食後の服用を寝る前にずらすなど、医師に相談（場合によっては疑義照会）してみましょう。

　他に注意すべき点は、浮腫の可能性、体重増加の可能性です。浮腫が出た場合には、すぐに医師に伝える必要があります。場合によっては、用量を減らして継続することもあるので、必ず医師に相談しましょう。体重増加（浮腫なし）への対応は、少し難しいかもしれません。体重増加に対する抵抗感は、患者さんによってかなり異なります。敢えてこちらから「体重増加の可能性があります」と伝える必要はないと思います。患者さんから訴えがあった場合は、患者さんの考えに十分傾聴する必要があるでしょう。

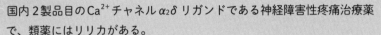

まとめ タリージェ錠/OD錠

国内2製品目のCa^{2+}チャネル$\alpha_2\delta$リガンドである神経障害性疼痛治療薬で、類薬にはリリカがある。

$\alpha_2\delta$-1サブユニットに親和性を示すため、リリカよりも有効性・安全性が高いことが示唆されているものの、臨床における明確な差異は不明。

リリカと比較して「併用注意」や「特定の背景を有する患者に関する注意」の項目が少ない。

参考文献

1）日本ペインクリニック学会, ほか. 神経障害性疼痛薬物療法ガイドライン 改訂第2版および追補版. 2016
2）慢性疼痛診療ガイドライン作成ワーキンググループ. 慢性疼痛診療ガイドライン. 2021
3）タリージェ　インタビューフォーム
4）ClinicalTrials.gov: NCT01504412 >Study Results.
5）Vinik A, et al. Diabetes Care. 2014; 37: 3253-3261. PMID: 25231896
6）Kimura Y, et al. Pain Ther. 2021; 10: 711-727. PMID: 33856660

血管収縮に影響を与えない 5-HT$_{1F}$ 受容体作動薬！
虚血性心疾患・脳血管障害の既往例にも使用可能

6. レイボー錠 50 mg/100 mg
（一般名：ラスミジタン）

承 認 日	：2022 年 1 月 20 日
効能・効果	：片頭痛
用法・用量	：通常、成人にはラスミジタンとして 1 回 100 mg を片頭痛発作時に経口投与する。ただし、患者の状態に応じて 1 回 50 mg または 200 mg を投与することができる。頭痛の消失後に再発した場合は、24 時間あたりの総投与量が 200 mg を超えない範囲で再投与できる。
主な副作用	：浮動性めまい、傾眠、錯感覚など

＼ 詳細記事 ／

注目度ランク： ★★★ （2022 年承認新薬の記事のうち、WEB サイトへのアクセス数 2 位）

○ 片頭痛の薬物治療（急性期）の基礎知識

- 片頭痛の薬物治療は、「急性期治療薬」と「予防薬」に大別されます[1]。
- 急性期治療薬には片頭痛発作を確実かつ速やかに消失させることが望まれていて、片頭痛特異的治療薬（トリプタン系薬剤やエルゴタミン）と、非特異的治療薬（アセトアミノフェンや NSAIDs[注]）に分類されています。
- 軽度〜中等度の頭痛には NSAIDs を使用し、中等度〜重度、または軽度〜中等度の頭痛で NSAIDs が効果不十分な場合にはトリプタン系薬剤（ 表6-1 ／→P.38）が推奨されています。
- トリプタン系薬剤は血管収縮作用を有するため、心血管系・脳血管系の既往歴や危険因子をもつ患者には使用できません（禁忌に該当）。
- レイボーは、ガイドライン[1] においてトリプタン系薬剤と同じ薬効グループ・エビデンスレベルに位置付けられています。

注 NSAIDs ） non-steroidal anti-inflammatory drugs：非ステロイド性抗炎症薬

作用機序

　レイボーは、三叉神経終末に存在している 5-HT$_{1F}$受容体の選択的作動薬で、脳血管の過度な拡張に関与しているCGRPの放出を抑制します。また、中枢神経の疼痛シグナル伝達を抑制する作用もあります。図6-1 に急性期治療薬のトリプタン系薬剤やレイボーと、予防薬の新薬であるCGRP関連抗体薬（→P.44）の作用機序をまとめました。

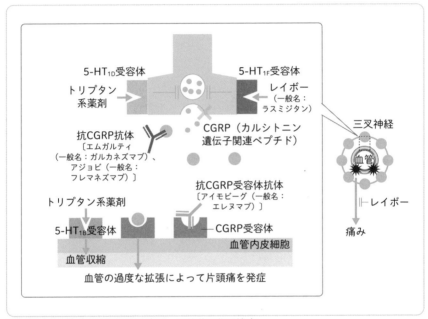

図6-1 片頭痛の主な急性期治療薬・予防薬の作用機序

類薬との比較

　現在、片頭痛に使用されているトリプタン系薬剤とレイボーについて、表6-1 に特徴などをまとめました。

　トリプタン系薬剤は三叉神経終末の5-HT$_{1D}$受容体を刺激してCGRPの放出を抑制し、さらに血管内皮細胞に存在している 5-HT$_{1B}$受容体も刺激することで、脳血管の過度な拡張を抑制し、片頭痛の症状を緩和します。しかしながら、5-HT$_{1B}$受容体は全身の血管内皮細胞に存在しているため、心血管・脳血管・末梢血管の収

表6-1　トリプタン系薬剤とレイボーの比較表

分類	製品名	一般名	1回量 （1日最大量）	追加投与の間隔	T_{max}※1	$t_{1/2}$※1	禁忌（過敏症の既往歴以外）		
トリプタン系薬剤	イミグラン錠	スマトリプタン	50 mg（200 mg）	2時間以上	1.8時間	2.2時間	【トリプタン系薬剤共通】 ・心筋梗塞の既往歴など ・脳血管障害や一過性脳虚血性発作の既往など ・末梢血管障害 ・コントロールされていない高血圧症 ・エルゴタミン、エルゴタミン誘導体含有製剤、あるいは他の5-HT$_{1B/1D}$受容体作動薬を投与中		
							その他の併用禁忌	肝機能	腎機能
	イミグラン点鼻液		20 mg（40 mg）	2時間以上	1.3時間	1.87時間	MAO阻害薬	重度	-
	イミグランキット皮下注（在宅自己注射可能）※2		3 mg（6 mg）	少なくとも1時間	0.18時間	1.71時間			
	ゾーミッグ錠	ゾルミトリプタン	2.5 mg（10 mg）	2時間以上	3時間	2.4時間	MAO阻害薬	-	-
	ゾーミッグRM錠		2.5 mg（10 mg）	2時間以上	2.98時間	2.9時間			
	マクサルト錠	リザトリプタン	10 mg（20 mg）	2時間以上	1時間	1.6時間	MAO阻害薬、プロプラノロール	重度	血液透析
	マクサルトRPD錠		10 mg（20 mg）	2時間以上	1.3時間	1.7時間			
	レルパックス錠	エレトリプタン	20 mg（40 mg）	2時間以上	1時間	3.2時間	HIVプロテアーゼ阻害薬、パキロビッドパック（→P.128）	重度	-
	アマージ錠	ナラトリプタン	2.5 mg（5 mg）	4時間以上	2.68時間	5.05時間	-	重度	重度
ジタン系	レイボー錠	ラスミジタン	100 mg（200 mg）	規定なし	2.5時間	3.5時間	-	-	-

※1　標準な1回量で投与した際の未変化体の数値
※2　イミグランキット皮下注のみ「群発頭痛」の効能・効果を有しているが、ここでは片頭痛の効能・効果に関する情報を記載

縮作用があり、心血管系・脳血管系障害の既往歴や危険因子をもつ患者には使用できません。一方、レイボーは血管収縮作用を有さず、薬物相互作用も少ないことから、トリプタン系薬剤が適さなかった患者に対しても使用可能です。臨床試験の事後解析において、トリプタン系薬剤が禁忌とされている患者や、トリプタン系薬剤が効果不十分だった患者に対してもレイボーの有効性が確認されていました[2-4]。

　また、服用のタイミングについても違いがあります。トリプタン系薬剤は発作開始30分以内に服用しないと効果が減弱する可能性がありますが、レイボーの効果は服用するタイミングに影響されにくいと報告されています（発作開始から服用までの時間が1時間未満と1時間以降で効果に差がない）[4]。

　トリプタン系薬剤の使い分けについては、WEBサイトで閲覧できるガイドライン[1]に記載されているため、詳しくは割愛します。大きな使い分けとしては「剤形」と「薬物動態」です。頭痛が酷く、吐き気や嘔吐によって経口で服用できない場合は、イミグランの点鼻や皮下注が適しています。また、経口で速効性を求める場合はT_{max}の短いマクサルトやレルパックス、持続性を求める場合は$t_{1/2}$の長いアマージが適しています。レイボーの薬物動態を見てみると、速効性と持続性のバランスが良さそうな印象を受けます。

　トリプタン系薬剤とレイボーを直接比較した臨床試験はありませんが、ネットワークメタアナリシスを用いた解析[5]において、レイボーの効果はトリプタン系薬剤よりも小さく、有害事象のリスクが高いことが示唆されています。直接比較していないため、バイアスなどもありますが、効果と安全性を重視するならトリプタン系薬剤の方が適しているのかもしれません。レイボーには中枢神経系の副作用（めまい、傾眠など）が報告されているため、特に注意が必要です。

　以上より、レイボーは**トリプタン系薬剤が適さない**場合や、**トリプタン系薬剤で効果不十分**な場合に使用が見込まれます。ただ、速効性と持続性のバランスが良く、禁忌や相互作用が少なく、服用タイミングによる効果の影響も少ないことから、**高齢で軽度・中等度の片頭痛患者**に対しては、比較的初回から使用しやすいのではないでしょうか。

　レイボーを初回に投与する際は通常用量の100 mgです。2回目以降は、初回投与時の有効性の評価や副作用の有無を確認の上、効果不十分なら200 mgに増量、副作用の程度が強かったなら50 mgに減量することが可能ですので、用量は必ず確認するようにしましょう。いずれの用量においても、頭痛の消失後に再発した場合は再投与が可能ですが、24時間あたりの総投与量が200 mgを超えないこととされています。

　また、レイボーに併用禁忌の項目はありませんが、いくつかの併用注意があります。特に、中枢神経抑制薬やアルコールと併用すると、中枢神経系の副作用が増強する可能性があるため、注意が必要です。

服薬指導のポイント

　レイボーを初めて服用する患者さんのほとんどは、すでにトリプタン系薬剤の服用歴があると思われます。トリプタン系薬剤は薬価が比較的高価ですが、既に後発品も販売されています。また持続時間の違いにより、合う・合わないの比較がしやすく、さらに口腔内崩壊錠など普通錠でない剤形も販売されています。それゆえ、レイボーを初めて処方された患者さんには、まず「片頭痛の薬は今までに飲んだことがありますか？」と確認してみましょう。ほとんどの場合、「ある」はずです。

　患者さんの興味は、やはりトリプタン系薬剤との違いではないでしょうか？　最も大きな違いは、服用のタイミングです。前述の通り、トリプタン系薬剤は、片頭痛が起こってすぐに服用するのが基本です。しかし、レイボーは、発作開始から服用までの時間が1時間未満と1時間以降で効果に差がないので、服用のタイミングにかなり融通が利きます。トリプタン系薬剤ほど服用のタイミングに神経質にならなくて良いことを説明しましょう。

　次に重要なのは、服用の間隔・回数です。経口のトリプタン系薬剤の場合、追加投与までの間隔は基本2時間です。アマージのみ半減期が長いことから4時間とされています。回数は基本1日2回までですが、イミグラン錠とゾーミッグは投与量によって1日2～4回まで可能です。レイボーは、1日に服用可能な1日最大量は200 mgで、間隔は問わないのが特徴です。レイボーには50 mg錠、100 mg錠があり、1回量は50 mg、100 mg、200 mgのいずれかです。となると、1回用した後の服用法には、様々なケースが

あり得ます。これについては、製薬メーカーの指導箋「レイボー錠を服用される方へ」が役立ちます。製薬メーカーから取り寄せるかWEBサイトからダウンロードして、必ず患者さんにお渡ししましょう。

　最も注意すべき副作用は「めまい」です。基本的に、初回は1回100 mgですが、片頭痛の患者さんは、他にも「めまい」を起こしやすい薬剤（例えば、片頭痛の予防で使われるバルプロ酸など）を服用していることも多く、頻度は低くありません。「めまい」の可能性については、必ず説明しましょう。ただ、「めまいに気を付けてください」だけでは指導と言えません。具体的に、何かを提案する必要があります。例えば、可能であれば、「初回の服用は休日にした方が良いかもしれないですね」と伝えるのも1つの方法です（仮にめまいが起こったり眠くなったりしても、自宅にいれば何とかなります）。また、2回目以降の処方で、1回50 mgに減量されている場合は、「めまい」が起こった可能性を考慮して服薬指導をしてみましょう。

 まとめ　レイボー錠

国内初の5-HT$_{1F}$受容体作動薬で、血管収縮に影響を与えない。

トリプタン系薬剤で禁忌とされている虚血性心疾患・脳血管障害などの既往がある患者さんに対しても効果が期待されている。

速効性と持続性のバランスが良く、禁忌や相互作用が少なく、服用タイミングによる効果の影響も少ない。

中枢神経系の副作用（めまい、傾眠など）には注意が必要。

参考文献

1）日本神経学会, ほか(監). 頭痛の診療ガイドライン2021
2）Krege JH, et al. Pain Ther. 2022; 11: 701-712. PMID: 35471625
3）Reuter U, at al. Cephalalgia. 2022; 42: 20-30. PMID: 34644189
4）レイボー　申請資料概要
5）Yang CP, et al. JAMA Netw Open. 2021; 4: e2128544. PMID: 34633423

国内初の CGRP 関連抗体薬！　片頭痛の新たな予防薬として登場

7. エムガルティ皮下注 120 mg オートインジェクター / シリンジ

（一般名：ガルカネズマブ）

承認日	：2021 年 1 月 22 日
効能・効果	：片頭痛発作の発症抑制
用法・用量	：通常、成人にはガルカネズマブとして初回に 240 mg を皮下投与し、以降は 1 か月間隔で 120 mg を皮下投与する。
主な副作用	：注射部位疼痛、注射部位反応など

\ 詳細記事 /

注目度ランク：★★★（2021 年承認新薬の記事のうち、WEB サイトへのアクセス数 2 位）

○ 片頭痛の薬物治療（予防薬）の基礎知識

● 片頭痛発作が月に 2 回以上、あるいは生活に支障をきたす頭痛が月に 3 日以上ある場合に予防薬が検討されます[1]。

● その他、急性期治療薬が使えない場合や、効果不十分な場合、永続的な神経障害をきたす特殊な片頭痛などでも予防薬が検討されます[1]。

● 予防薬は、片頭痛の発作頻度減少、重症度の軽減と頭痛持続時間の短縮、急性期治療薬への反応性の改善を目的として投与されます。

● 承認されている予防薬としては、β遮断薬のインデラル（一般名：プロプラノロール）、抗てんかん薬のデパケン（一般名：バルプロ酸）、カルシウム拮抗薬のミグシス（一般名：ロメリジン）があります。

● 近年、片頭痛に関与している CGRP とその受容体をターゲットとした CGRP 関連抗体薬として、エムガルティ、アジョビ（一般名：フレマネズマブ）、アイモビーグ（一般名：エレヌマブ）が承認されました。

● CGRP 関連抗体薬は、「投与開始前 3 か月以上において、 1 か月あたりの MHD[注]

注 MHD　migraine headache days：片頭痛または片頭痛の疑いが認められた日数。

が平均4日以上」「非薬物療法および片頭痛発作の急性期治療などを適切に行っても日常生活に支障をきたしている」「既承認の予防薬のいずれかで効果不十分、忍容不可または禁忌・使用困難」を全て満たす場合にのみ使用可能です（最適使用推進ガイドライン^(注)より）²⁾。

○ 作用機序

エムガルティは、CGRPを選択的に阻害する抗CGRP抗体薬です（図6-1／→P.37）。

○ 類薬との比較

現在、CGRP関連抗体薬は3製品あり、主な特徴は 表7-1 の通りです。作用機序としては、CGRPを標的とする抗CGRP抗体薬のエムガルティやアジョビと、CGRP受容体を標的とする抗CGRP受容体抗体薬のアイモビーグがあります。

使い分けのポイントは「用法」「副作用」「効果」です。

まずは、用法です。いずれの抗体薬も4週間（1か月）毎に皮下投与しますが、アジョビのみ12週間（3か月）毎の投与が認められています。長期間来院できない患者に対しては、アジョビが最も良い選択肢になるでしょう。ただし、アジョビの12週間毎投与は在宅自己注射の対象外です。

続いて、副作用です。注射部位の副作用発現率については、抗CGRP抗体薬（エムガルティとアジョビ）の方が高く、アイモビーグでは低い傾向があります。抗CGRP抗体薬はいずれもヒト化抗体^(注)ですが、アイモビーグは完全ヒト抗体^(注)であることが関与しているのかもしれません（明確な原因は不明）。その他、アイモビーグにのみ、重大な副作用に「重篤な便秘」、RMPの重要な潜在的リスクに「高血圧」が挙げられています。いずれも海外の市販後において、重篤な合併症を伴う便秘や重篤な高血圧が報告されているためです。この理由として、CGRP受容体は消化管や末梢血管にも存在しているため、CGRP受容体を阻害することによって消化管機能や心血管系に影響を与える可能性が考えられています^{3,4)}。

そして、効果については、CGRP関連抗体薬を直接比較した臨床試験はありませ

注 最適使用推進ガイドライン　新規作用機序を持つ医薬品などの最適な使用を推進するために、独立行政法人医薬品医療機器総合機構（PMDA）と関連学会が作成するガイドラインです。当該医薬品を使用することができる施設の要件や、投与が適切と考えられる患者の要件、投与上の留意点などが記載されています。

注 ヒト化抗体と完全ヒト抗体　通常、抗体医薬品はマウスなどに抗原を免疫しますが、マウス由来の抗体の割合に応じて抗体のタイプが異なります。マウス由来の遺伝子配列を5〜10％含むものがヒト化抗体、全く含まないものが完全ヒト抗体（単に「ヒト抗体」とも呼ぶ）です。

表7-1 CGRP関連抗体薬3製品の比較表

製品名	エムガルティ 120 mg	アジョビ 225 mg	アイモビーグ 70 mg
一般名	ガルカネズマブ	フレマネズマブ	エレヌマブ
剤形	オートインジェクター/シリンジ	オートインジェクター/シリンジ	ペン
作用機序	抗 CGRP 抗体	抗 CGRP 抗体	抗 CGRP 受容体抗体
抗体の種類	ヒト化抗体	ヒト化抗体	完全ヒト抗体
用法・用量	1 か月毎（初回 240 mg、以降は 120 mg）	4 週毎（225 mg）または 12 週毎（675 mg）	4 週毎（70 mg）
在宅自己注射	○	○（4 週毎のみ）	○
自己注射の手順（オートインジェクター/ペンの場合）	皮膚に押し当ててロックを解除し、本体上部のボタンを押す ↓ 5〜10 秒後に「カチッ」と鳴れば完了	本体を皮膚に押し当てる ↓ 約 15 秒後に「カチッ」と鳴る ↓ そのまま 10 秒保持して完了	皮膚に押し当てて本体上部のボタンを押す ↓ 約 15 秒後に「カチッ」と鳴れば完了
注射部位	上腕部、腹部、大腿部、臀部	原則として上腕部、腹部、大腿部	上腕部、腹部、大腿部
注射部位の副作用	注射部位疼痛（10.1%）、注射部位反応（14.9%）	注射部位疼痛（21.9%）、注射部位硬結（19.3%）、注射部位紅斑（17.7%）、注射部位反応（1% 以上）	注射部位反応（1% 以上）
重大な副作用	・重篤な過敏症反応（頻度不明）	・重篤な過敏症反応（頻度不明）	・重篤な過敏症反応（頻度不明）・重篤な便秘（頻度不明）
RMP：重要な潜在的リスク	-	-	高血圧

ん。参考として、何らかの予防療法で効果不十分だった患者を対象にしたネットワークメタアナリシス[5]において、抗CGRP抗体薬（エムガルティやアジョビ）は抗CGRP受容体抗体薬（アイモビーグ）よりも効果が高い可能性が示唆されているものの、薬剤間で有意差はありませんでした。

エムガルティは初回に2本（240 mg）を投与し、速やかに定常状態に到達するため、効果の発現が速いと言われています。**より効果を求めるのであれば最も適している**でしょう。アジョビはライフスタイルに応じた投与間隔（1か月 or 3か月）を選べる点がメリットです。アイモビーグは注射部位反応が気になる方や、作用機序・抗体タイプが他の2製品と異なるため、エムガルティやアジョビで効果不十分だった場合にも適しているのではないでしょうか。

○ 処方鑑査のポイント

　エムガルティは最適使用推進ガイドラインの対象品目のため、施設要件や投与が適切と考えられる患者の要件を確認する必要があります（→P.42〜43）。また、投与開始後3か月（3回投与後）を目安に治療上の有益性を評価して症状の改善が認められない場合や、効果があって日常生活に支障をきたさなくなった場合には、投与の中止が考慮されます。投与開始時の患者要件と用量（240 mg）、および投与継続時の治療期間と用量（120 mg）を確認しておくようにしましょう。

　薬物相互作用（併用注意・併用禁忌）や肝機能・腎機能・年齢などによる制限事項は特にありません。

服薬指導のポイント

　まず、エムガルティは片頭痛発作の予防薬であり、誤って片頭痛発作時に使用することのないよう予防薬と急性期治療薬の違いや、片頭痛発作時には必要に応じて急性期治療薬を使用することを説明しましょう。在宅自己注射の具体的な方法については、製薬メーカーが制作している冊子に投与方法や保管と取り扱いの注意点、よくある質問などがまとまって記載されています。患者さんと一緒に確認しつつ説明していくのが良いでしょう。添付文書に自己投与にあたって「十分な教育訓練を実施したのち、本剤投与による危険性と対処法について患者が理解し、患者自ら確実に投与できることを確認した上で」という但し書きがあるように、しっかりと手技や注意点を指導し、患者さんの理解度を確認する必要があります。製薬メーカーのWEBサイトには実際の使用方法の解説動画もあり、服薬指導で活用できるだけではなく、家に帰ってから再確認してもらうこともでき有用です。

　1回使い切りの製剤であり再利用しないといった点や、注射する部位は毎回変えるといった点、冷蔵庫に保管するといった基本的な点を伝えるのも大事なことです。予定日に注射を忘れた際には気付いた時点で注射しますが、次の注射日はもともとの予定日ではなく、実際に注射した日を起点として1か月後という点にも注意が必要でしょう。

　また、安全な廃棄方法の説明も大切です。使用済みのシリンジは専用廃棄用ボックスに入れ（オートインジェクターの場合は専用廃棄用キャップをはめる）、それらがない場合は蓋のできる穴の開かない容器に入れます。製薬メーカーが制作している冊子には使用済みの注入器は医療従事者の指示に

従って廃棄するようにと記載されており、基本的には次回受診時に病院へ持参する場合が多いと思いますが、それぞれの病院によってルールがあると思うので確認しておきましょう。

　副作用は注射部位反応（痛み、発赤、かゆみ、内出血、腫れなど）が14.9%と決して低くはない頻度で起こることが分かっています（ 表7-1 ）。しかし、多くの場合、数日以内に消失するとされているため、併せて伝えることが大切です。また、稀ではありますが、重篤な過敏症が起こる可能性もあります。息苦しさ、動悸、まぶたや唇・のどの腫れ、寒気がする、意識が朦朧とするなどの症状が出現した場合はすぐに病院へ連絡し、受診するように伝えましょう。特に初めて在宅にて自己注射を行う患者さんには、万が一の場合に病院への連絡が可能となるよう、なるべく他の人がいる状況で注射するように指導すると良いかもしれません。

　片頭痛治療に際しては「頭痛ダイアリー」などの記録ツールがあり、医療従事者、患者さん双方にメリットがあるためガイドライン[1]でも使用が推奨されています。例えば、患者さんは症状の変化（性状、強さ、持続時間など）や薬剤の使用状況を記録しておくことで自身の状況を客観的に把握し、正確な情報を効率良く医療従事者に伝えることができますし、医療従事者もそれをもとに患者さんの状況や治療効果を把握できたり、薬剤の使用タイミングなどの指導に役立てたりすることができます。治療方針も立てやすくなり、今後の治療においても非常に有用なので、その意義や使い方を説明し活用してもらうようにしましょう。

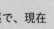

まとめ　　エムガルティ皮下注

- 国内初のカルシトニン遺伝子関連ペプチド（CGRP）関連抗体薬で、現在国内には3製品が承認されている。
- エムガルティは効果と速効性、アジョビはライフスタイルに合わせた投与間隔の選択がメリット。アイモビーグは注射部位反応が少なく、他の2製品と作用機序や抗体タイプが異なる。
- いずれの製品も1か月あたりのMHDが平均4日以上あり、片頭痛発作の急性期治療および既承認の予防薬で効果不十分の場合に使用できる。

参考文献

1) 日本神経学会, ほか(監). 頭痛の診療ガイドライン2021
2) 最適使用推進ガイドライン　ガルカネズマブ（遺伝子組換え）
3) アイモビーグ　医薬品リスク管理計画書（RMP）
4) アイモビーグ　審査報告書
5) Wang X, et al. J Headache Pain. 2022; 23: 105. PMID: 36071388

その他の注目新薬【中枢神経】

ヴィアレブ配合持続皮下注
（一般名：ホスレボドパ / ホスカルビドパ）

承 認 日	：2022 年 12 月 23 日
効能・効果	：レボドパ含有製剤を含む既存の薬物療法で十分な効果が得られないパーキンソン病の症状の日内変動（wearing-off 現象）の改善
ワンポイント	：経口のレボドパ/カルビドパ製剤で wearing-off 現象のコントロールが困難であった場合、手術によって胃瘻を作って、空腸に直接薬剤を持続投与するデュオドーパ配合経腸用液（一般名：レボドパ/カルビドパ）しか選択肢がなく、身体的に患者負担が大きいことが問題でした。本剤は手術不要で小型の携帯型注入ポンプ（ヴィアフューザー）を使用して 24 時間皮下投与が可能なため、新たな選択肢として期待されています。

ピヴラッツ点滴静注液 150 mg（一般名：クラゾセンタン）

承 認 日	：2022 年 1 月 20 日
効能・効果	：脳動脈瘤によるくも膜下出血術後の脳血管攣縮、およびこれに伴う脳梗塞および脳虚血症状の発症抑制
ワンポイント	：くも膜下出血は重症度に応じて外科的クリッピング術、もしくは血管内コイル術を行いますが、しばしば脳血管攣縮が起こることがあります。ピヴラッツは当疾患では初のエンドセリン受容体拮抗薬で、術後の脳血管攣縮の発現率と死亡率の低下が期待できます。持続注入ポンプを用いて静脈内に持続投与します（くも膜下出血発症 15 日目まで）。

レケンビ点滴静注 200 mg/500 mg（一般名：レカネマブ）

承 認 日	：2023 年 9 月 25 日
効能・効果	：アルツハイマー病による軽度認知障害および軽度の認知症の進行抑制
ワンポイント	：アルツハイマー型認知症（AD/→P.24）に対する新有効成分含有医薬品として約 12 年ぶりに承認された、国内初の抗アミロイド β 抗体薬です。AD の原因タンパク質として考えられているアミロイド β の凝集を抑制することで、AD の進行を抑制します。PET 検査や脳脊髄液検査などでアミロイド β の蓄積を示唆する所見が確認され、症候性の軽度の AD と診断された患者のみに使用することとされています。なお、進行を完全に停止したり、治癒させたりすることはできません。重大な副作用として、ARIA[注] が発現することがあるため、厳格なモニタリングと早期の発見が望まれます。最適使用推進ガイドラインの対象のため、施設・患者の要件などの確認が必要です。

[注] ARIA（amyloid-related imaging abnormalities：アミロイド関連画像異常） 浮腫や滲出液貯留などを伴うARIA-E（edema/effusion）と、脳微小出血や脳出血などを伴うARIA-H（hemorrhage or superficial siderosis）があります。MRIによる画像所見で確認することができ、重症度に応じて投与継続・中断の基準が設けられています。

2型糖尿病を合併する慢性腎臓病を適応症とする初のミネラルコルチコイド
受容体拮抗薬

8. ケレンディア錠 10 mg/20 mg
（一般名：フィネレノン）

| 承 認 日 | ：2022年3月28日 |

| 効能・効果 | ：2型糖尿病を合併する慢性腎臓病。ただし、末期腎不全 |
または透析施行中の患者を除く。

| 用法・用量 | ：通常、成人にはフィネレノンとして以下の用量を1日1回経
口投与する。
・eGFR が 60 mL/分/1.73m^2 以上：20 mg
・eGFR が 60 mL/分/1.73m^2 未満：10 mg から投与を開
始し、血清カリウム値、eGFR に応じて、投与開始から4
週間後を目安に 20 mg へ増量する。

＼ 詳細記事 ／

| 主な副作用 | ：低血圧、高カリウム血症、糸球体ろ過率減少など |

注目度ランク： ★★★（2022年承認新薬の記事のうち、WEBサイトへのアクセス数3位）

○ 慢性腎臓病（CKD）・糖尿病関連腎臓病（DKD）の薬物治療の基礎知識

- 以下のいずれかもしくは両方が3か月を超えて持続する場合にCKD[注]と診断さ
れます[1]。
  - ・尿異常、画像診断、血液検査、病理診断で腎障害の存在が明らか（特に0.15g/
gCr以上の蛋白尿の存在が重要）
  - ・GFR[注] ＜60mL/分/1.73m^2
- CKDの治療目的は、腎機能の低下を抑制し、末期腎不全や合併症の発症を防ぐこ
とです。CKDは高血圧・心不全・糖尿病・脂質異常症を合併することが多いた
め、合併症に準じた治療が行われます。例えば、高血圧を合併している場合には、
腎保護作用も期待されているACE[注]阻害薬やARB[注]が推奨されています。
- CKDが進行すると、腎性貧血（→P.55）・アシドーシス・高カリウム血症（→P.74）・
高尿酸血症などの症状を呈するため、それに応じた治療も行われます。

注 CKD chronic kidney disease：慢性腎臓病

注 GFR（glomerular filtration rate：糸球体濾過量） 腎機能の指標として最もスタンダードですが、外因
性濾過分子（例：イヌリン）のクリアランスとして実測する必要があり、日常診療には適しません。そのため、
日常診療では内因性濾過分子（例：クレアチニン）の血清値から推算されるeGFR（estimated glomerular
filtration rate：推算糸球体ろ過量）を用います。

●臨床的に糖尿病がCKDの主な原因と考えられる場合に糖尿病関連腎臓病（DKD）^(注)と診断され、ケレンディアなどのMRA^(注)（エビデンス・推奨の強さ：C2^(注)）やSGLT2^(注)阻害薬（エビデンス・推奨の強さ：A1^(注)）が推奨されています。

○ 作用機序

　ケレンディアは、非ステロイド型のMRAです。レニン-アンジオテンシン-アルドステロン系（RAAS^(注)）（→P.62）のアンジオテンシンIIが副腎に作用することでアルドステロンが合成されます。これが各臓器のミネラルコルチコイド受容体（MR^(注)）に作用することで、腎臓の遠位尿細管での再吸収促進、腎臓・心臓の臓器障害に関与すると考えられています。ケレンディアは各臓器のMRを遮断することで体液量を減少させます。さらに、腎・心保護作用によってDKDの進行を抑制するといった作用を有しています（図8-1）。

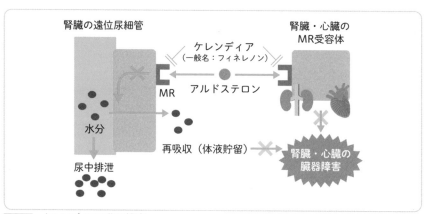

図8-1　ケレンディアの作用機序

注 ACE　angiotensin converting enzyme：アンジオテンシン変換酵素

注 ARB（angiotensin receptor blocker：アンジオテンシン受容体拮抗薬）　アンジオテンシンIIが作用するAT₁受容体を遮断する薬剤です。

注 DKD（diabetic kidney disease：糖尿病関連腎臓病）　CKD診療ガイドライン[1]では「糖尿病性腎臓病」と訳されていました。その後、2023年10月2日に日本糖尿病学会と日本腎臓学会の両学会において、「DKD（diabetic kidney disease）」の訳語については、「糖尿病関連腎臓病」とするとの発表がありました。

注 MRA　mineralocorticoid receptor antagonist：ミネラルコルチコイド受容体拮抗薬

注 エビデンス・推奨の強さ　CKD診療ガイドライン[1]では、エビデンスの強さとしてA（強）：効果の推定値に強く確信がある、B（中）：効果の推定値に中程度の確信がある、C（弱）：効果の推定値に対する確信は限定的である、D（非常に弱い）：効果の推定値がほとんど確信できない、推奨の強さとして1：強く推奨する、2：弱く推奨する・提案する、なし：明確な推奨ができない、に分類されています。

注 SGLT2　sodium-glucose cotransporter 2：ナトリウム・グルコース共輸送体2

類薬との比較

　現在、国内ではMRAとして4製品が承認されており、 表8-1 に特徴などをまとめました。ケレンディア以外は主に高血圧症に使用され、特にアルダクトンA（一般名：スピロノラクトン）は降圧作用が強く、治療抵抗性高血圧に対して推奨されています（エビデンス・推奨の強さ：B2）[2]。一方、ケレンディアは降圧作用が弱いと言われていて、現時点では高血圧症に使用することはできません。

　大きな違いはMR選択性とステロイド骨格の有無です。アルダクトンAはMR選択性が低く、ステロイド骨格を有するため、MR以外のアンドロゲン受容体やプロゲステロン受容体にも作用してしまいます。そのため、性ホルモン関連の副作用（例：女性化乳房、月経困難、性欲減退、陰萎など）が発現しやすいといった懸念があります。ミネブロ（一般名：エサキセレノン）とケレンディアはMR選択性が高く、ステロイド骨格を有さないため、性ホルモン関連の副作用が生じにくい薬剤です。

　また、ケレンディアはセララ（一般名：エプレレノン）やミネブロと異なり、重度腎機能障害（eGFR 30 mL/分/1.73 m^{2}未満）であっても禁忌には該当しません。ただし、腎機能の低下に伴い高カリウム血症の発現リスクが高まることから、eGFRが25 mL/分/1.73 m^{2}未満の場合には、リスクとベネフィットを考慮した上で、投与適否を慎重に判断することとされています。末期腎不全（eGFR 15 mL/分/1.73 m^{2}未満）や透析患者には使用できませんので注意が必要です。

　2型糖尿病患者を対象に、13種の治療薬の死亡リスク軽減効果や腎・心保護効果を検討したネットワークメタアナリシス[3]では、SGLT2阻害薬（→P.63）とGLP-1受容体作動薬（→P.89）は死亡を含む心不全による入院や腎不全の低減に有益であり、**ケレンディアも両薬剤に匹敵する有益性**が示されています。

処方鑑査のポイント

　ケレンディアは、基本的にACE阻害薬かARBと併用するため、併用薬を確認するようにしましょう。これは承認時の臨床試験（FIDELIO-DKD試験[4]）において、ACE阻害薬またはARBに上乗せすることで腎複合エンドポイントを有意に改善したためです。また、eGFRに応じて投与開始の投与量が定められています。通常は1回20 mgですが、eGFRが60 mL/分/1.73 m^{2}未満の場合、1回10 mgから

注 RAAS　renin-angiotensin-aldosterone system：レニン-アンジオテンシン-アルドステロン系
注 MR　mineralocorticoid receptor：ミネラルコルチコイド受容体

表 8-1 MRA 4製品の比較表

	アルダクトン A 細粒 10% /錠 25 mg/錠 50 mg	セララ錠 25 mg/ 50 mg/100 mg	ミネブロ錠・OD 錠 1.25 mg/2.5 mg/ 5 mg	ケレンディア錠 10 mg/20 mg
製品名				
一般名	スピロノラクトン	エプレレノン	エサキセレノン	フィネレノン
効能・効果 (一部改変)	・高血圧症 (本態性, 腎性など) ・心性浮腫 (うっ血性心不全)、腎性浮腫、肝性浮腫、特発性浮腫、悪性腫瘍に伴う浮腫および腹水、栄養失調性浮腫 ・原発性アルドステロン症の診断および症状の改善	・高血圧症 ・ACE 阻害薬または ARB、β遮断薬、利尿薬などの基礎治療を受けている慢性心不全	・高血圧症	・2 型糖尿病を合併する慢性腎臓病 (ただし、末期腎不全または透析施行中の患者を除く)
用法・用量	1 日 50〜100 mg を分割投与	・高血圧：1 日 1 回 50mg (最大 100 mg) ・慢性心不全:1 日 1 回 25 mg 最大 50 mg)	1 日 1 回 2.5 mg (最大 5 mg)	eGFR に応じて、1 日 1 回 10 mg または 20 mg
腎機能による調節	なし	あり (慢性心不全の場合)	あり	あり
MR 選択性	低い	高い	高い	高い
ステロイド骨格	あり	あり	なし	なし
$t_{1/2}$	11.6 時間 (β相)	5 時間	18.6 時間	2〜3 時間
禁忌 (過敏症の既往歴以外)	・高カリウム血症 ・アジソン病	・高カリウム血症もしくは本剤投与開始時に血清カリウム値が 5.0 mEq/L を超えている ・微量アルブミン尿または蛋白尿を伴う糖尿病 (高血圧症のみ)	・高カリウム血症の患者もしくは本剤投与開始時に血清カリウム値が 5.0 mEq/L を超えている	・本剤投与開始時に血清カリウム値が 5.5 mEq/L を超えている ・アジソン病
腎機能	無尿または急性腎不全	高血圧症：中等度以上 慢性心不全：重度	重度	-
肝機能	-	重度	-	重度
併用禁忌	・タクロリムス、エプレレノン、エサキセレノン、ミトタン	・カリウム保持性利尿薬、MRA ・イトラコナゾール、リトナビル含有製剤 (パキロビッドパックなど)、ゾコーバ錠 ・カリウム製剤 (高血圧症のみ)	・カリウム保持性利尿薬、アルドステロン拮抗薬、カリウム製剤	・イトラコナゾール、リトナビル含有製剤、アタザナビル、ダルナビル、ホスアンプレナビル、コビシスタット含有製剤、クラリスロマイシン、ゾコーバ錠 (→P.126)

投与を開始し、血清カリウム値、eGFRに応じて、投与開始から4週間後を目安に20 mgへ増量します。なお、現在、10 mg錠と20 mg錠の生物学的同等性は示されていないため、20 mgを投与する際に10 mg錠×2錠とはできないので注意が必要です。

相互作用については、ケレンディアは主にCYP3A4によって代謝されるため、CYP3Aの強い阻害薬（例：イトラコナゾール、クラリスロマイシン）とは併用禁忌です。その他、MRAの代表的な副作用に高カリウム血症があるため、カリウム製剤やカリウム保持性利尿薬、他のMRAとは併用注意に該当します。参考までに、慢性心不全やDKDではMRAとSGLT2阻害薬（→P.63）を併用するケースがしばしばありますが、MRAとSGLT2阻害薬を併用すると高カリウム血症の発現リスクが低下するといった報告（FIDELIO-DKD試験のサブ解析[5]、小規模の前向き試験[6]）があります。

服薬指導のポイント

　ケレンディアは、国内4番目のMRAであり、他のMRAよりも特に何かに注意すべきという点はありません。最も大切なのは、本当に当たり前のことなのですが、適応症が「2型糖尿病を合併する慢性腎臓病」ということです。他のMRAの適応症は、ほとんどが「高血圧症」なので、薬効説明の際には注意が必要です。薬効表現の際には病名を使わないのが基本なので、「腎臓の働きを良くする」などの表現で良いと思います。「2型糖尿病を合併する」という縛りがありますが、患者さんに説明する際には触れなくて良いでしょう。なぜなら患者さんは、「糖尿病」に触れられるのを嫌う傾向があるからです。

　ケレンディアは、他のMRAに比べると、降圧作用が弱いことが分かっていますが、特に飲み始めの頃には血圧低下に注意が必要です。自宅でも基本的には1日2回、朝（起床後1時間以内で朝食前・服薬前・排尿後の安静な状態）と夜（就寝前で安静な状態）に血圧を測るよう促しましょう。また、めまいの可能性がありますので、立ち上がったりする際には、どこかに手をつくなどの工夫が必要です。

　MRAに共通する副作用としては、高カリウム血症があります。アルドステロンは、遠位尿細管や集合管に存在する主細胞からのカリウム排泄を促進します。MRAは結果的にアルドステロンの働きを抑えるので、カリウム排泄が抑制されます。MRAを処方する医師は、確実にカリウム値を測定していると思われますが、検査値が把握できる状況であれば確認してみましょ

う。高カリウム血症になると、脱力感、疲労感、筋痙攣、不整脈、吐き気、嘔吐、四肢や口唇のしびれなどが起こります。患者さんに体調変化がないか、確認してみましょう。この際、逐一、細かい症状を確認する必要はありません。

　高カリウム血症を防ぐために最も大切なのは、脱水症状の予防です。慢性腎臓病の場合は、医師から水分摂取制限の指示があるか、確認が必要です。制限がない場合は、積極的に水分を摂るよう促しましょう。また、便秘はカリウムの排泄を妨げますので、便秘傾向でないかの確認も重要です。便秘傾向にある場合は、必ず医師に伝える必要があります。カリウムを多く含む食物の摂取については、よほど摂り過ぎない限り、大きな問題になりません。カリウムの制限が必要な場合は、必ず医師から指示が出ます。我々薬剤師が、敢えて注意する必要はないと思われます。

　なお、グレープフルーツ含有食品は、併用注意に該当します。ただ、添付文書上の表現は、「本剤の血中濃度が上昇するおそれがあるので、"摂取しない"よう注意すること」と、強い表現で書かれています。基本的には、ケレンディアの服用中は、摂らないように伝えましょう。

 まとめ ケレンディア錠

2型糖尿病を合併する慢性腎臓病を適応症とする初のミネラルコルチコイド受容体拮抗薬（MRA）で、MRAとしては国内4製品目。
糖尿病関連腎臓病（DKD）の治療薬の一つとして推奨されている。
重度腎機能障害でも使用できるが、高カリウム血症には注意が必要。

参考文献
1) 日本腎臓学会. エビデンスに基づくCKD診療ガイドライン2023
2) 日本高血圧学会. 高血圧治療ガイドライン2019
3) Shi Q, et al. BMJ. 2023; 381: e074068. PMID: 37024129
4) Bakris GL, et al. N Engl J Med. 2020; 383: 2219-2229. PMID: 33264825
5) Agarwal R, et al. J Am Soc Nephrol. 2022; 33: 225-237. PMID: 34732509
6) Provenzano M, et al. J Am Soc Nephrol. 2022; 33: 1569-1580. PMID: 35440501

相互作用の少ない HIF-PH 阻害薬で人気 No.1！

9. ダーブロック錠 1 mg/2 mg/4 mg/6 mg
（一般名：ダプロデュスタット）

承認日 ：2020 年 6 月 29 日
効能・効果 ：腎性貧血
用法・用量 ：1 日 1 回経口投与（下表参照）。

	開始用量	最高用量
保存期 （ESA 未治療）	ヘモグロビン値 9.0 g/dL 未満：4 mg ヘモグロビン値 9.0 g/dL 以上：2 mg	24 mg
保存期（ESA からの 切り替え）	4 mg	
透析期		

\ 詳細記事 /

主な副作用 ：高血圧、過敏症（発疹、皮膚炎、蕁麻疹）、網膜出血など

注目度ランク： ★★☆（2020 年承認新薬の記事のうち、WEB サイトへのアクセス数 8 位）

○ 腎性貧血の薬物治療の基礎知識

● CKD（→P.49）は進行度に応じて、透析や腎移植に至っていない「保存期 CKD」と透析が必要な「透析期 CKD」に分類されます。

● CKD が進行すると、腎臓のエリスロポエチン（EPO [注]）産生量が低下することによって腎性貧血が引き起こされます。腎性貧血は心血管疾患（CVD [注]）の発症リスクを増大させるため、早期の治療が重要です[1]。

● 腎性貧血で鉄欠乏状態にあれば、十分な鉄剤補充（→P.178）の後、ネスプ（一般名：ダルベポエチン アルファ）などの赤血球造血刺激因子製剤（ESA [注]）が主に使用されます。近年は ESA と同程度の有効性が示された HIF-PH [注] 阻害薬も使用

注 EPO erythropoietin：エリスロポエチン
注 CVD cardio vascular disease：心血管疾患（狭心症や心筋梗塞など）
注 ESA erythropoiesis stimulating agent：赤血球造血刺激因子製剤
注 HIF（hypoxia inducible factor：低酸素誘導因子）酸素供給が低下した場合（低酸素状態）に誘導・活性化されるタンパク質です。HIF プロリン水酸化酵素（HIF-PH：hypoxia inducible factor prolyl hydroxylase）によって分解されます。

されています[2)]。

● 治療に際しての目標ヘモグロビン（Hb[(注)]）値は、保存期で11〜13 g/dL、透析期で10〜12 g/dLが目安とされています[2)]。この範囲を逸脱すると、CVDのリスクが増加する恐れがあるため、治療中のHb値には十分注意する必要があります。

○ 作用機序

ダーブロックはHIF-PH阻害薬に分類されています。HIF-PHが阻害されることによって、HIF-αが活性化されて腎臓におけるEPOの産生が促進されます。また、HIF-αは鉄の吸収やトランスフェリンの誘導も活性化するため、ESAとは異なった作用によって赤血球産生を誘導すると考えられています（図9-1）。

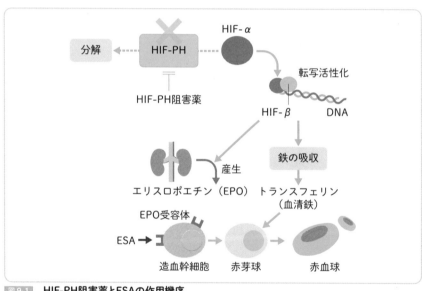

図9-1 HIF-PH阻害薬とESAの作用機序

○ 類薬との比較

現在、国内では5製品のHIF-PH阻害薬が承認されおり、表9-1 に特徴などをまとめました。いずれも効能・効果は「腎性貧血」で、保存期・透析期ともに使用可能です。**使い分けのポイントは「用法・用量」と「相互作用」です。**

注 Hb hemoglobin

表9-1　HIF-PH阻害薬5製品の比較表

	エベレンゾ錠 20 mg/ 50 mg/ 100 mg	バフセオ錠 150 mg/ 300 mg	ダーブロック錠 1 mg/2 mg/ 4 mg/6 mg	エナロイ錠 2 mg/4 mg	マスーレッド錠 5 mg/ 12.5 mg/ 25 mg/75 mg
製品名	エベレンゾ錠 20 mg/ 50 mg/ 100 mg	バフセオ錠 150 mg/ 300 mg	ダーブロック錠 1 mg/2 mg/ 4 mg/6 mg	エナロイ錠 2 mg/4 mg	マスーレッド錠 5 mg/ 12.5 mg/ 25 mg/75 mg
一般名	ロキサデュス タット	バダデュス タット	ダプロデュス タット	エナロデュス タット	モリデュス タット
用法	週3回 （食事制限 なし）	1日1回 （食事制限 なし）	1日1回 （食事制限 なし）	1日1回 （食前または 就寝前）	1日1回 （食後）
開始用量の 調整	3段階 （50 mg/70 mg/100 mg）	不要 （300 mg）	2段階 （2 mg/4 mg）	2段階 （2 mg/4 mg）	3段階 （25 mg/50 mg/75 mg）
治療中の 用量調整	8段階	4段階	8段階	5段階	8段階
禁忌 （過敏症の既往 歴以外）	・妊婦または 妊娠してい る可能性の ある女性	-	-	・妊婦または 妊娠してい る可能性の ある女性	・妊婦または 妊娠してい る可能性の ある女性
併用注意	・リン結合性 ポリマー ・多価陽イオ ンを含有す る経口薬剤 ・HMG-CoA 還元酵素阻 害薬 ・プロベネシド ・ゲムフィブ ロジル（国内 未承認）	・多価陽イオ ンを含有す る経口薬剤 ・プロベネシド ・BCRPの基質 薬剤 ・OAT3の基質 薬剤	・CYP2C8阻 害薬（クロピ ドグレルな ど） ・リファンピ シン	・リン吸着薬 ・多価陽イオ ンを含有す る経口薬剤	・HIVプロテ アーゼ阻害薬 ・チロシンキ ナーゼ阻害薬 ・トラニラスト ・多価陽イオ ンを含有す る経口薬剤
多価陽イオ ン製剤投与 からの間隔	前後1時間 以上	前後2時間 以上	-	投与後3時間 または、投与 前1時間以上	前後1時間 以上
重大な副作用	・血栓塞栓症 （2.3%） ・痙攣発作 （頻度不明） ・中枢性甲状腺 機能低下症 （頻度不明）	・血栓塞栓症 （4.2%） ・肝機能障害 （頻度不明）	・血栓塞栓症 （0.8%）	・血栓塞栓症 （0.7%）	・血栓塞栓症 （0.3%） ・間質性肺疾 患（0.5%）
米国での承認	× （承認拒否）	× （承認拒否）	○	× （未申請）	× （未申請）

用法・用量については、エベレンゾ（一般名：ロキサデュスタット）のみ週3回投与ですが、それ以外はいずれも1日1回の投与です。透析期には週に3回ほど透析のために通院しますので、エベレンゾはそれに合わせて服用することで飲み忘れを防げるかもしれません。エナロイ（一般名：エナロデュスタット）とマスーレッド（一般名：モリデュスタット）は食事の影響を受けるため、注意が必要です。また、開始用量や治療中の減量・増量の調整についても差があります。バフセオ（一般名：バダデュスタット）は開始用量の調整が不要で、減量・増量も4段階の調整のみですので、簡便に使用できるのが特徴です。ただ、腎性貧血ではHb値を急激に上昇させてしまうこともリスクとなるため（後述）、細かく用量を調整できる方が良いという考え方もあります。

　相互作用については、併用注意の項目に差があります。腎性貧血では鉄剤やリン吸着薬を併用することがありますが、HIF-PH阻害薬のうちダーブロックだけが、これらとの併用における制限がありません。

　有効性・安全性について、5製品を直接比較した臨床試験はありませんが、ネットワークメタアナリシス[3]によると、いずれも有効性には差がないと報告されています。しかし、エベレンゾとバフセオは海外で実施された臨床試験において心血管系の有害事象などが懸念されることから、米国FDAはエベレンゾとバフセオの承認を拒否しました[4]。もちろん、国内の臨床試験では安全性に問題がなかったことから承認されていますので、人種差などがあるのかもしれません。ダーブロックについては海外で実施された臨床試験[5,6]において、**有効性と安全性が確認されたことから、米国FDAでも承認**されています。国内ではHIF-PH阻害薬5製品のうち、**ダーブロックが最も選択されているとのアンケート調査**[7]がありました。

○ 処方鑑査のポイント

　ダーブロックは保存期（ESAからの切り替え/未治療）・透析期、Hb値によって開始用量が異なるため、開始する際には用量の確認が大切です。治療中はHb値に応じて適宜減量・増量を行いますが、用量調整が8段階（1 mg/2 mg/4 mg/6 mg/8 mg/12 mg/18 mg/24 mg）あります。いずれも少なくとも4週間は同一用量を維持することとされているため、用量変更になった際には期間と用量を確認しておきましょう。ただし、Hb値が4週間以内に2.0 g/dLを超えて急激に上昇した場合は、速やかな減量・休薬を行います。この理由は、Hb値が急に上昇すると血液が急激に粘稠になり、血栓塞栓症のリスクが高まるためです。そのため、Hb値の上昇速度が0.5 g/dL/週を上回らないように適切な増量期間が必要です[2]。また、Hb値の目標を高く設定しすぎると、CVDや死亡のリスクが高くなるため、P.56

の目安範囲内であるかどうかの確認も重要です。

　また、HIF-PH阻害薬投与においては、鉄が十分補充されていることも重要です。鉄欠乏状態は血栓塞栓症のリスク因子の一つであるため、ダーブロック服用時には貯蔵鉄の指標となり得る血清フェリチン値と、循環している鉄の指標になるトランスフェリン飽和度（TSAT[注]）の両者で鉄補充の判断を行います。具体的には、血清フェリチン値＜100 ng/mL またはTSAT＜20 ％の状態になれば、速やかな鉄補充療法が推奨されています[2)]ので、鉄剤の処方有無の確認を行いましょう。HIF-PH阻害薬は消化管からの鉄吸収を促進するため、基本的には経口の鉄剤を使用しますが、副作用やアドヒアランスの点で心配がある場合などには注射剤（→P.178）も考慮されます。

　ダーブロックに併用禁忌はありませんが、CYP2C8で代謝されるため、その誘導・阻害作用のある薬剤とは併用注意に該当します。CYP2C8阻害作用を有するプラビックス（一般名：クロピドグレル）などと併用する際にはダーブロックの血中濃度が上昇することから、ダーブロックの減量を考慮します。ただし、プラビックス併用有無による安全性・有効性に差異はなく、臨床的に重要ではないと考察[8,9)]されているため、必ずしも減量が必要というわけではありません。

 服薬指導のポイント

　　5製品のHIF-PH阻害薬のうち、ダーブロックは比較的注意点が少なく使いやすい薬剤と言えます（表9-1）。まず初回処方時には、「服用してすぐに効果が現れる薬剤ではないので、続けて服用する必要がある」ことを説明しましょう。また、服薬により貧血が改善されても、医師の指示通りに続ける必要があるのは、言うまでもありません。

　　最も注意すべき副作用は、血栓塞栓症です。ただ、血栓塞栓症について、ありのままに説明をすると、患者さんは「怖い」と思ってしまうかもしれないので、なかなか難しいところです。ひとまず「頻度は高くないですが」と枕詞を付けましょう。次に「意識が朦朧としたり、胸が苦しくなったり、見えにくくなったり、下肢に痛みを感じたりしたら、すぐに医師に連絡する必要があります」と伝えましょう。

　　HIF-PH阻害薬は5製品とも、「血圧上昇」の可能性があります。「重大な

注　TSAT（transferrin saturation：トランスフェリン飽和度）　通常、血中の鉄はトランスフェリンと呼ばれるタンパク質に結合した状態で存在しています。トランスフェリンの総量を総鉄結合能（TIBC：total iron binding capacity）といい、TIBCのうち鉄が結合している割合を表したものがトランスフェリン飽和度です。

副作用」に記載はありませんが、「特定の背景を有する患者に関する注意」や、RMPの「重要な特定されたリスク」に記載されています。日本腎臓学会の「HIF-PH阻害薬適正使用に関するrecommendation」では、ESAと比べて高血圧が臨床上問題となる可能性は低いものの、HIF-PH阻害薬でも同様に注意する必要があると記載されています[2]。そのため、自宅でも血圧を測るように促しましょう（測定のタイミングについては、ケレンディア P.53 を参照）。

その他、ダーブロックは4規格あり、Hb値によって1〜24 mgの間で調整しますので、比較的頻繁に服用量や処方の規格が変わることがあります。調剤前に服用量に変更がないかを確認し、必要な規格の在庫があるかを確認する必要があります。在庫がない場合の対処は、薬局毎で異なると思いますが、患者さんを待たせることがあるかもしれません。その場合には、必ず、先に患者さんに説明し、お時間をいただけるか確認しましょう。

 まとめ　ダーブロック錠

相互作用の少ないHIF-PH阻害薬。
HIF-PH阻害薬は5製品あり、用法・用量や相互作用が使い分けのポイントとなる。
鉄関連の検査値やHb値の確認が重要である。

参考文献
1) 日本腎臓学会. エビデンスに基づくCKD診療ガイドライン2023
2) 日本腎臓学会. HIF-PH阻害薬適正使用に関するrecommendation. 2020
3) Chen H, et al. J Clin Pharm Ther. 2021; 46: 999-1009. PMID: 33615523
4) 坂下 碧. 日老医誌 2022; 59: 263-274
5) Singh AK, et al. N Engl J Med. 2021; 385: 2313-2324. PMID: 34739196
6) Singh AK, et al. N Engl J Med. 2021; 385: 2325-2335. PMID: 34739194
7) 日経メディカルWEBサイト. 2023
8) ダーブロック　審査報告書
9) ダーブロック　申請資料概要

国内初の ARNI！　慢性心不全の標準治療として期待

10. エンレスト錠 50 mg/100 mg/200 mg
（一般名：サクビトリルバルサルタン）

承認日：2020年6月29日（2021年9月27日：高血圧症の適応拡大）

効能・効果：①慢性心不全。ただし、慢性心不全の標準的な治療を受けている患者に限る。②高血圧症

用法・用量：①通常、成人にはサクビトリルバルサルタンとして1回50 mgを開始用量として1日2回経口投与する。忍容性が認められる場合は、2〜4週間の間隔で段階的に1回200 mgまで増量する。1回投与量は50 mg、100 mgまたは200 mgとし、いずれの投与量においても1日2回経口投与する。なお、忍容性に応じて適宜減量する。②通常、成人にはサクビトリルバルサルタンとして1回200 mgを1日1回経口投与する。なお、年齢、症状により適宜増減するが、最大投与量は1回400 mgを1日1回とする。

主な副作用：低血圧、腎機能障害、めまい、頭痛、不眠、高カリウム血症など

＼詳細記事／

注目度ランク：★★★（2020年承認新薬の記事のうち、WEBサイトへのアクセス数2位）

> 慢性心不全を中心に解説！

〇 慢性心不全の薬物治療の基礎知識

● 心不全は急性心不全と慢性心不全に大別されていて、病期の進行度に応じてステージA・Bの「リスクステージ」と、C・Dの「心不全ステージ」に分類されています。治療方針の決定には左室駆出率（LVEF）に応じた分類[注]が重要です[1]。

● 特に慢性心不全のステージCにおいては、予後の改善や進行抑制を目的とした適切な薬物治療が求められています。

● ステージCのHFrEF（LVEFの低下した心不全）の基本薬として、「ACE阻害薬（忍容性がなければARB）」＋「β遮断薬」＋「MRA（→P.52）」を使用し、場合に応じてACE阻害薬（またはARB）をエンレストへ切り替えます。近年、SGLT2

注 左室駆出率（LVEF：left ventricular ejection fraction）に応じた分類　左心室の機能に関する指標であるLVEFを用いた分類法で、LVEFが40%未満のHFrEF（LVEFの低下した心不全）、50%以上のHFpEF（LVEFの保たれた心不全）、その中間のHFmrEF（LVEFが軽度低下した心不全）などがあります。

阻害薬の有効性が報告されたことから、SLGT2阻害薬も基本薬に位置付けられています。

- 最近ではβ遮断薬、MRA、エンレスト、SGLT2阻害薬を早期に導入することが生命予後の延長やQOLの改善に寄与すると報告されたため、これら4剤のことを "Fantastic Four" と呼んでいます。

○ 作用機序

エンレストは「アンジオテンシン受容体ネプリライシン阻害薬（ARNI[注]）」と呼ばれています。有効成分のサクビトリルバルサルタンは、サクビトリルとバルサルタンの結晶複合体です。サクビトリルは、血管拡張・血圧低下・腎保護・心肥大抑制作用を有している内因性ナトリウム利尿ペプチド（ANP[注]、BNP[注]など）の分解を促すネプリライシンを阻害することで、内因性ナトリウム利尿ペプチドの作用を促進させます。しかし、ネプリライシンは、血管収縮・血圧上昇作用のあるレニン-アンジオテンシン-アルドステロン系（RAAS）のアンジオテンシ

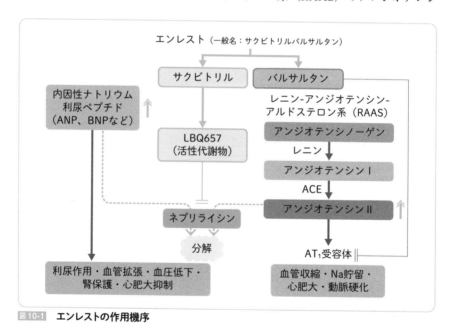

図10-1 エンレストの作用機序

注 ARNI angiotensin receptor neprilysin inhibitor：アンジオテンシン受容体ネプリライシン阻害薬
注 ANP atrial natriuretic peptide：心房性ナトリウム利尿ペプチド
注 BNP brain natriuretic peptide：脳性ナトリウム利尿ペプチド

ンⅡの分解にも関与しているため、サクビトリルによってアンジオテンシンⅡの作用が増強されてしまいます。バルサルタンはARBに分類されていて、AT₁受容体を遮断することでアンジオテンシンⅡの作用を抑制します（図10-1）。

○ 類薬との比較

現時点でARNIに分類されている類薬は存在しませんので、心不全領域における新薬のコララン（一般名：イバブラジン）、ベリキューボ（一般名：ベルイシグアト）や、近年適応拡大されたSGLT2阻害薬との位置付けの違いなどについて、次ページの表10-2にまとめました。これらは、特にステージCの慢性心不全治療における位置付けが異なります。

エンレストとSGLT2阻害薬は、ACE阻害薬（忍容性がなければARB）、β遮断薬、MRAと同様の「**基本薬**」で、推奨クラスⅠに位置付けられています。コラランとベリキューボは基本薬に追加して使用する「併用薬」の位置付けです。

また、SGLT2阻害薬は現在国内に6製品あり、適応症が異なっているため、注意が必要です。慢性心不全に使用できるのはフォシーガ（一般名：ダパグリフロジン）とジャディアンス（一般名：エンパグリフロジン）のみです。表10-1にSGLT2阻害薬をまとめましたので、ご参考にしていただければ幸いです。

表10-1 SGLT2阻害薬6製品の比較表

製品名 （一般名）	用法	適応症 （2型糖尿病は全製品適応あり）		
		1型 糖尿病	慢性 心不全	慢性 腎臓病
スーグラ錠 （イプラグリフロジン）	1日1回朝食前または 朝食後に経口投与	○	×	×
ルセフィ錠/OD フィルム （ルセオグリフロジン）	1日1回朝食前または 朝食後に経口投与	×	×	×
フォシーガ錠 （ダパグリフロジン）	1日1回経口投与	○	○ (HFrEF/ HFpEF)	○
デベルザ錠 （トホグリフロジン）	1日1回朝食前または 朝食後に経口投与	×	×	×
カナグル錠 （カナグリフロジン）	1日1回朝食前または 朝食後に経口投与	×	×	○ （2型糖尿病を 合併する）
ジャディアンス錠 （エンパグリフロジン）	1日1回朝食前または 朝食後に経口投与	×	○ (HFrEF/ HFpEF)	申請中

表 10-2　近年承認・適応拡大された心不全治療薬の比較表

製品名	エンレスト錠	コララン錠	ベリキューボ錠	フォシーガ錠※
一般名	サクビトリル バルサルタン	イバブラジン	ベルイシグアト	ダパグリフロジン
適応症	・慢性心不全 ・高血圧症	・慢性心不全	・慢性心不全	・慢性心不全 ・慢性腎臓病 ・1型/2型糖尿病
作用機序	アンジオテンシン受容体ネプリライシン阻害薬（ARNI）	HCNチャネル遮断薬	可溶性グアニル酸シクラーゼ（sGC）刺激薬	SGLT2阻害薬
ステージCの慢性心不全治療における位置付け[1,2]	基本薬	併用薬	・国内ガイドラインには位置付けの記載なし ・海外ガイドライン[3]では併用薬	基本薬
HFrEF	・ACE阻害薬（またはARB）+β遮断薬+MRAにもかかわらず症状を有する（または効果不十分な）場合に、ACE阻害薬（またはARB）からの切り替え：推奨クラスI ・ACE阻害薬（またはARB）未使用で入院中：推奨クラスIIa	・ACE阻害薬（またはARB）+β遮断薬+MRAにもかかわらず症候性で洞調律下での安静時心拍数≧75拍/分のHFrEF（LVEF≦35%）：推奨クラスIIa ・ACE阻害薬（またはARB）+MRAにもかかわらず症候性かつβ遮断薬が不耐容・禁忌で洞調律下での安静時心拍数≧75拍/分のHFrEF（LVEF≦35%）：推奨クラスIIa	・最近心不全増悪を認めた高リスクHFrEF：推奨クラス2b[3]	・ACE阻害薬（またはARB）+β遮断薬+MRAにもかかわらず症候性のHFrEF（LVEF≦40%）：推奨クラスI
HFpEF	・推奨クラスIIb	-	-	・推奨クラス2a[3]
HFmrEF	・推奨クラスIIa	-	-	・推奨クラス2a[3]
ステージAの心不全治療における位置付け	-	-	-	・2型糖尿病で心血管疾患の既往または心血管疾患のリスクが高い：推奨クラス1[3]

※SGLT2阻害薬の代表として掲載。他のSGLT2阻害薬については 表 10-1 参照

○ 処方鑑査のポイント

　エンレストを慢性心不全に使用する場合、全ての規格が使用可能ですが、高血圧症に使用する場合、50 mg錠は使用できません。また、用法・用量が異なるため、どちらに対しての処方なのかを必ず確認するようにしましょう（表10-3）。承認時は50 mg錠と100 mg錠または200 mg錠の生物学的同等が示されていなかったため、100 mgや200 mgを投与する際、50 mg×2錠や50 mg×4錠とすることは不可でした。その後、生物学的同等が示されたため、現在は100 mg以上の用量を投与する際にも50 mg錠が使用可能です。

表10-3　**エンレストの適応症別の規格と用法・用量**

	規格	用法	開始用量	最大用量
慢性心不全	50 mg/100 mg/200 mg	1日2回	50 mg/回	200 mg/回
高血圧症	100 mg/200 mg	1日1回	200 mg/回	400 mg/回

　慢性心不全では1日2回に分割投与することで、1日1回投与の場合に比べて低血圧の発現リスクが軽減されるため、1日2回の用法とされています[4]。慢性心不全で急激な血圧低下が起こると、代償性の頻脈によって心機能が低下する恐れがあるためです。一方、高血圧症では1日1回投与で24時間安定した降圧効果が得られたことから、1日1回の用法とされました[4]。

　慢性心不全に使用する場合、原則、ACE阻害薬（またはARB）から切り替えて開始しますが、国内ガイドライン[1,2]ではACE阻害薬（またはARB）で未治療であっても推奨クラスⅡa（入院の場合）とされていますので、どちらの可能性も考慮しておくと良いでしょう。なお、ACE阻害薬との同時投与は、血管浮腫が発現する可能性があるため、併用禁忌に該当します。ACE阻害薬からエンレストに切り替える場合、少なくともエンレスト投与開始36時間前にACE阻害薬を中止することとされているので確認が必要です。エンレストは高カリウム血症の副作用があることから、カリウム保持性の利尿薬などとは併用注意に該当します。慢性心不全でエンレストを増量する際には、腎機能や血圧とともに、血清カリウム値の

注 推奨クラス　エビデンスの蓄積に基づいた推奨レベルです。国内ガイドライン[1,2]では、クラスⅠ（有効・有用というエビデンスがある）、クラスⅡa（有効・有用である可能性が高い）、クラスⅡb（有効性・有用性がそれほど確立されていない）、クラスⅢ（有効・有用でないとのエビデンスがある、または有害であるとのエビデンスがある）に分類されています。海外ガイドライン[3]の推奨クラスは、国内と同一ではないものの、同様と考えて差し支えありません。いずれも国内未承認の推奨を含むため、注意が必要です。

確認も重要です。

　高血圧症の場合、「効能又は効果に関連する注意」の項に「原則として本剤を高血圧治療の第一選択薬としないこと」と記載されています。そのため、原則、カルシウム拮抗薬、ARB、ACE阻害薬、利尿薬などの第一選択薬[5]で効果不十分な場合に使用します。

服薬指導のポイント

　初めてエンレストが処方された場合、まずは、1日1回（高血圧症）なのか、1日2回（慢性心不全）なのかを確認しましょう。薬局薬剤師は、現状はカルテを見られないので、疾患名を処方薬から予測するか、患者さんに確認するしかありません。ただ、エンレストの場合は、適応症により用法が異なるので、容易に判別できます。処方目的が分かると、患者さんと話が通じやすくなります。

　エンレストを慢性心不全に使う場合は1日2回で、その理由は前述の通りです。似たような薬剤にアーチスト錠（一般名：カルベジロール）があり、慢性心不全に使用する場合は1日2回です。こういうことを知っておくと、記憶に残りやすいのでお勧めです。

　次に確認すべきことは、ACE阻害薬を飲んでいたかどうかです。ACE阻害薬からエンレストに切り替える場合、少なくともエンレスト投与開始36時間前に中止することとされているので、必ず確認しましょう。ACE阻害薬からの変更だと分かった場合には、医師からエンレスト開始日の指示があったか、確認する必要があります。また、エンレストの処方日数が、他よりも1〜2日少ない場合もあります。この場合は、エンレスト開始日についての指示が必ず出ているはずですが、念のため、患者さんに確認しましょう。なお、ARBからの変更の場合は、ARBを予め中止する必要はありません。

　私見ですが、慢性心不全にエンレストが使われる場合、頻繁に用量が変更されることがあります。必ず調剤前に用量を確認すること、また変更になっていた場合には患者さんに確認することが重要です。

　その他では、エンレストには利尿作用があり、慢性心不全の場合には利尿薬が併用されることも多いので、脱水症状には十分に気を付けるよう伝える必要があります。日頃の水分摂取量については、まずは医師から指示が出ているか確認しましょう。指示が出ていない場合は、普通に摂っていただいて問題ありません。水分摂取を減らすと、脱水症状のリスクになるので、注意

が必要です。

　なお、エンレストは、「妊婦または妊娠している可能性のある女性」には禁忌です。これはACE阻害薬やARBも同様ですね。現実的には、妊娠する可能性のある年代の女性への処方は少ないですが、もちろんあり得ます。ただ、いくら妊娠する可能性がある女性であっても、投薬時に「妊娠する可能性がありますか？」とは聞けません。妊婦が禁忌に該当する薬剤においては、必ず薬剤情報カードに記載されていると思います（書かれているか確認してみてください）。もし、該当する場合は、薬剤情報カードを指で差して、「このような注意点もありますので、心配な場合は医師に相談してください」と伝えましょう。

　最後に、エンレストを服用中の患者さんは、思いがけず血圧が下がってしまうことがありますので、必ず自宅でも血圧を測るように促しましょう（測定のタイミングについては、ケレンディアP.53を参照）。

まとめ　エンレスト錠

国内初のアンジオテンシン受容体ネプリライシン阻害薬（ARNI）で、ステージCの慢性心不全の標準治療（基本薬）に位置付けられている。
慢性心不全に使用する場合、原則、ACE阻害薬（またはARB）から切り替えて使用し、ACE阻害薬の最終投与から36時間経過後に投与が可能となる。
高血圧症の場合、用法・用量が異なるため注意が必要。

参考文献
1）　日本循環器学会, ほか. 急性・慢性心不全診療ガイドライン（2017年改訂版）
2）　日本循環器学会, ほか. 2021年 JCS/JHFS ガイドライン フォーカスアップデート版 急性・慢性心不全診療
3）　2022 AHA/ACC/HFSA Guideline for the Management of Heart Failure. PMID: 35378257
4）　エンレスト　審査報告書
5）　日本高血圧学会. 高血圧治療ガイドライン2019

サムスカのプロドラッグで点滴静注が可能！　適応症違いには注意が必要

11. サムタス点滴静注用 8 mg/16 mg
（一般名：トルバプタンリン酸エステルナトリウム）

承認日	：2022 年 3 月 28 日
効能・効果	：ループ利尿薬などの他の利尿薬で効果不十分な心不全における体液貯留
用法・用量	：通常、成人にはトルバプタンリン酸エステルナトリウムとして 16 mg を 1 日 1 回 1 時間かけて点滴静注する。
主な副作用	：口渇、脱水、高ナトリウム血症、高カリウム血症、血圧低下、腎機能障害など

\ 詳細記事 /

注目度ランク：★☆☆（2022 年承認新薬の記事のうち、WEB サイトへのアクセス数 12 位）

○ 心不全における体液貯留の薬物治療の基礎知識（慢性心不全は P.61 を参照）

- 急性心不全や慢性心不全の急性増悪時は、心不全症状・徴候が急性に出現してショックや心停止となる可能性があり、生命の危機に瀕した状態です。病態としては、「急性肺水腫」「全身的な体液貯留」「低心拍出・低灌流」であり、これらが単独または複合的に存在します[1]。

- 初期対応・早期の治療が重要で、急性・慢性心不全診療ガイドライン[1]の「急性心不全に対する初期対応から急性期対応のフローチャート」に準じて行われます。

- 急性肺水腫は、交感神経が優位になることで末梢血管が収縮し、左心室からの血液が排出できずに肺静脈がうっ血することで引き起こされます。そのため、血管拡張薬のハンプ注射用（一般名：カルペリチド）や硝酸薬を投与して肺のうっ血状態を解除します。体液貯留を呈する場合には利尿薬も併用します。

- 体液貯留に対してはループ利尿薬が推奨（推奨クラスⅠ [注]）[1]されていて、速効性のある静注のラシックス注（一般名：フロセミド）がよく使用されます。ループ利尿薬で効果不十分な場合、サムタス点滴静注用/サムスカ錠（一般名：トルバプタン）（推奨クラスⅡa）やMRAのアルダクトンA（一般名：スピロノラクトン）（→P.52）（推奨クラスⅡb）の追加投与が推奨されています[1]。

注 推奨クラス　急性・慢性心不全診療ガイドラインの推奨クラスについてはP.65を参照してください。

作用機序

　サムタスは、サムスカの水溶性を高めたプロドラッグです。静脈内投与後、速やかにトルバプタンに変換され、腎臓の集合管に存在するバソプレシンV₂受容体を遮断することで、水の再吸収を抑制します。その結果、選択的に水のみを排泄し、ナトリウムなどの電解質排泄の増加を伴わない利尿作用（水利尿作用）を示すと考えられています（図11-1）。

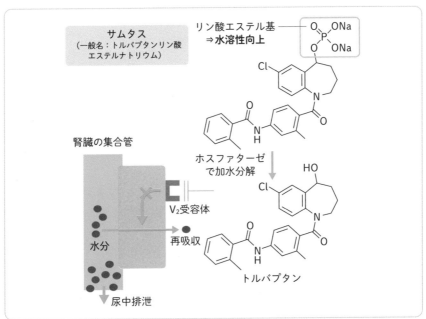

図11-1　サムタスの作用機序

類薬との比較

　現在、国内で承認されているバソプレシンV₂受容体拮抗薬はサムスカとサムタスの2製品のみです。表11-1に特徴などをまとめました。心不全における体液貯留に対してはいずれも同じ位置付けですが、その他の適応症に違いがあるため注意が必要です。心不全に使用する際の**使い分けのポイントは「禁忌」「薬物動態」「モニタリング」**です。

　まずは禁忌についてです。サムスカは、口渇を感じない、または水分摂取困難例には投与禁忌とされています。サムスカは、ナトリウムの排泄を伴わない水利

尿作用を示すため、高ナトリウム血症や脱水状態に至るリスクが付きまといます。しかし、口渇を感じない、または水分摂取が困難な患者は、自分自身で適切な水分補給ができません。その結果、循環血漿量の過度の減少が起こり、高ナトリウム血症や脱水状態に至る恐れがあるため、禁忌として設定されています。一方、サムタスは点滴静注製剤で、基本的には入院で輸液などによって水分管理が行われるため、**口渇を感じない、または水分摂取困難例に対しても投与可能**です。ここが一番のポイントですね。

薬物動態について、サムスカはT_{max}が4.07時間と薬効が現れるまで少し時間がかかる一方で、サムタスは点滴静注製剤のため、血中濃度の立ち上がりが速く（T_{max}=1.52時間）、より速効性が期待できます。

最後にモニタリングです。両薬剤ともに高ナトリウム血症のリスクがあるため、入院下で投与を開始・再開します（サムタスの場合、増量時も入院下で実施）[2]。投与開始日からしばらくは血清ナトリウム値の測定が重要です。加えて、サムタスは高カリウム血症のリスクがサムスカよりも高い傾向[3]にあるため、血清カリウム値の測定も同時に行います。また、サムタスは水分摂取困難例にも投与可能ですが、その際には尿量・水分摂取量（輸液量を含む）のモニタリングをかなり厳重に行う必要があります。

急性心不全や慢性心不全の急性増悪時は、呼吸困難またはその治療（NPPV[注]、酸素吸入など）のために経口投与そのものが困難なことがしばしばあり、心不全症状の早期改善が望まれます。また、体液貯留がある場合、経口投与は可能なものの、中心静脈圧上昇に伴う腸管浮腫による吸収障害が生じることもあります[4]。このような場合、サムスカよりも**速効性が期待**でき、**点滴静注で投与可能**なサムタスが適していると考えられます。

○ 処方鑑査のポイント

最も気を付けるべきは、サムスカとの適応症の違いです。サムタスは心不全における体液貯留にしか適応を有していません。ループ利尿薬などの他の利尿薬で効果不十分な場合、他の利尿薬（ループ利尿薬、サイアザイド系利尿薬、MRAなど）と併用で使用されるため、利尿薬の投与歴や併用の有無を確認しておきましょう。通常用量は16 mgですが、表11-1の「減量」にあるように、半量（8 mg）などに減量して開始することもあるため、患者の背景や併用薬などのチェックも重要です。

調製は生理食塩液または5％ブドウ糖液50 mLを用いて用時溶解および希釈し

注 NPPV　noninvasive positive pressure ventilation：非侵襲的陽圧換気

表11-1　バソプレシンV₂受容体拮抗薬2製品の比較表

製品名	サムスカ OD 錠 7.5 mg/15 mg/30 mg、顆粒 1%	サムタス点滴静注用 8 mg/16 mg
一般名	トルバプタン	トルバプタンリン酸エステルナトリウム
適応症	・他の利尿薬で効果不十分な心不全/肝不全における体液貯留 ・抗利尿ホルモン不適合分泌症候群における低ナトリウム血症 ・常染色体優性多発性のう胞腎	・他の利尿薬で効果不十分な心不全における体液貯留
用法・用量（心不全）	15 mg を 1 日 1 回経口投与	16 mg を 1 日 1 回 1 時間かけて点滴静注
投与タイミング	午前中が望ましい （夜間頻尿を避けるため）	特になし
減量	・CYP3A4 阻害薬との併用時：減量あるいは低用量からの開始を考慮 ・血清 Na 濃度が 125 mEq/L 未満の患者、急激な循環血漿量の減少が好ましくないと判断される患者、高齢者、血清 Na 濃度が正常域内で高値の患者：半量（7.5 mg）から開始することが望ましい	・CYP3A4 阻害薬との併用時：減量あるいは低用量からの開始を考慮 ・血清 Na 濃度が 125 mEq/L 未満の患者、急激な循環血漿量の減少が好ましくないと判断される患者、高齢者、血清 Na 濃度が正常域内で高値の患者：半量（8 mg）から開始することが望ましい ・経口水分摂取が困難な患者：半量（8 mg）から開始し、効果不十分な場合には翌日以降に 16 mg に増量
禁忌（過敏症の既往歴以外。心不全の場合）	・口渇を感じない、または水分摂取が困難 ・妊婦または妊娠している可能性のある女性 ・無尿 ・適切な水分補給が困難な肝性脳症 ・高ナトリウム血症	・妊婦または妊娠している可能性のある女性 ・無尿 ・高ナトリウム血症
薬物動態※	T_{max}	4.07 時間	1.52 時間
	$t_{1/2}$	7.4 時間	7.4 時間
モニタリング（心不全）	血清Na値	投与開始から 4〜6 時間後ならびに 8〜12 時間後に測定し、翌日から 1 週間程度は投与終了翌日まで毎日測定する。	
	血清 K 値	投与中は適宜測定する	血清 Na の測定と同じタイミングで測定する
	肝機能	投与開始前に肝機能検査を実施し、少なくとも投与開始 2 週間は頻回（目安：1〜2 日毎）[2] に肝機能検査を行う	
	経口水分摂取困難例への投与時	禁忌	尿量と水分摂取量（輸液量を含む）を投与開始 2 時間後までは 1 時間毎、8 時間後までは 2 時間毎、増量時には投与開始後 4 時間後および 8 時間後を目安に確認

※サムスカは15 mg、サムタスは16 mgを心性浮腫患者に反復投与した際のトルバプタンの薬物動態

て使用します。希釈後は速やかに使用することとありますが、希釈後に5℃で保存した場合、24時間までは安定でした。

　相互作用について、サムタスはサムスカと同じくCYP3A4によって代謝され、P-gpへの阻害作用を有します。そのため、併用注意はサムスカと同一です。他剤との配合変化試験データについては、インタビューフォームに記載されているので、配合する際には必ず確認をしてください。参考までに、ラシックス注20 mg（一般名：フロセミド）との配合は「可」でした。

 服薬指導のポイント

　本剤は入院下で投与開始、増量または再開します。そのため、基本的には医療従事者が副作用の発現に十分注意してモニタリングする必要がありますが、できれば患者さんにも何か自身の体に異常を感じた場合はすぐに伝えてもらうことが望ましいでしょう。具体的には脱水（飲水しても改善しない口渇、皮膚乾燥など）、高ナトリウム血症（口渇、痙攣、頭痛、嘔吐、体がだるい）、高カリウム血症（口のまわりがしびれる、胸が苦しい、体がだるい）、浸透圧性脱髄症候群（手足の麻痺、発声が不明瞭になる、飲み込みにくい）、肝機能障害（疲労感、食欲低下、皮膚や白目が黄色くなった）、心不全増悪（むくみ、呼吸困難、めまい、立ちくらみ）などの可能性が挙げられます。その旨を記載した患者説明用の資材もあるので指導の際には活用できるでしょう。経口投与が困難な場合に使用されるケースが多いと考えられるので、難しい場合もあるかもしれませんが、手元に置いてもらっていつでも確認できるようにするのが良いかもしれません。こういった副作用の確認のため頻回に血液検査が行われることも、その意義とともに事前に伝えておくことが望ましいです。また、めまいが起こることもあるので、歩行の際などにはふらつきや転倒に注意するように伝えましょう。

　水分摂取については、基本的にはサムスカと同等の注意喚起を行い脱水に備える必要があります。つまり、経口摂取可能な患者さんに対しては、薬の使用中に口渇・脱水などの症状が現れた場合に、水分補給を行うよう指導します。これは水分制限がある患者さんであっても同じであり、水利尿作用が強く発現した際に水分制限を続けると脱水や高ナトリウム血症を起こす可能性があるため、水分補給についてしっかりと指導する必要があります[5]。また、口渇を感じにくい患者さんでは状態を確認し適切な水分補給を促す必要がありますし、経口摂取が困難な患者さんの場合は輸液により水分補給を行

う必要があります。こういった患者さんでは循環血漿量の減少による高ナトリウム血症や脱水のリスクがより高くなるとされるため、より一層注意するようにしましょう。

まとめ　サムタス点滴静注用

サムスカのプロドラッグで、水分摂取・経口投与困難例に対しても点滴静注による投与が可能。

サムスカとの適応症違いには注意が必要なものの、より速効性を期待する場合に適している。

血清ナトリウム/カリウム値のモニタリングや、水分摂取困難例に対する尿量・水分摂取量（輸液量を含む）のモニタリングが重要。

参考文献

1) 日本循環器学会, ほか. 急性・慢性心不全診療ガイドライン（2017年改訂版）
2) バソプレシンV₂受容体拮抗薬の適正使用に関するステートメント（第2版：2023年作成）
3) Sato N, et al. ESC Heart Fail. 2022; 9: 3275-3286. PMID: 35794067
4) サムタス　審査報告書
5) サムタス点滴静注用を処方いただく際に　─心不全における体液貯留─

国内初の非ポリマーのカリウム吸着薬で、カリウム選択性が高い

12. ロケルマ懸濁用散分包 5g/10g

（一般名：ジルコニウムシクロケイ酸）

承認日	：2020年3月25日
効能・効果	：高カリウム血症
用法・用量	：通常、成人には開始用量として1回10gを水で懸濁して1日3回、2日間経口投与する。なお、血清カリウム値や患者の状態に応じて、最長3日間まで経口投与できる。以後は、1回5gを水で懸濁して1日1回経口投与する。なお、血清カリウム値や患者の状態に応じて適宜増減するが、最高用量は1日1回15gまでとする。

血液透析施行中の場合には、通常、1回5gを水で懸濁して非透析日に1日1回経口投与する。なお、最大透析間隔後の透析前の血清カリウム値や患者の状態に応じて適宜増減するが、最高用量は1日1回15gまでとする。

主な副作用	：浮腫、便秘、低カリウム血症など

＼詳細記事／

注目度ランク：★★★ （2020年承認新薬の記事のうち、WEBサイトへのアクセス数4位）

○ 高カリウム血症の薬物治療についての基礎知識

- 血清カリウム値が5.5 mEq/L以上の場合、高カリウム血症と診断されます。

- 高カリウム血症は、カリウム摂取量の増加、薬剤性〔RAAS（→P.62）に作用する薬剤やカリウム保持性利尿薬、MRA（→P.52）など〕、代謝性アシドーシス、CKD（→P.49）などによって引き起こされることがあります。

- 特にCKDにおける高カリウム血症は、心血管疾患や死亡のリスクが高まることから、血清カリウム値を4.0 mEq/L以上、5.5 mEq/L未満に管理することが推奨されています[1]。

- 治療法としては、起因薬剤の減量・中止、炭酸水素ナトリウムによる代謝性アシドーシスの補正、食事指導・排便管理の他、ロケルマなどのカリウム吸着薬の投与があります[1]。

○ 作用機序

既存のカリウム吸着薬は有機ポリマー樹脂ですが、ロケルマは均一な微細孔構

造を有する非ポリマーの無機結晶です。腸管内でカリウムイオン（K^+）と選択的に吸着し、水素イオン（H^+）およびナトリウムイオン（Na^+）と交換することで、血清カリウム値を低下させると考えられています（図12-1）。

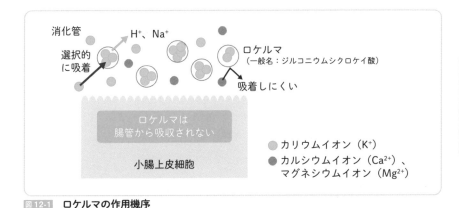

消化管

選択的に吸着

H^+、Na^+

ロケルマ
（一般名：ジルコニウムシクロケイ酸）

吸着しにくい

ロケルマは
腸管から吸収されない

小腸上皮細胞

● カリウムイオン（K^+）
● カルシウムイオン（Ca^{2+}）、
　マグネシウムイオン（Mg^{2+}）

図12-1 ロケルマの作用機序

類薬との比較

現在、カリウム吸着薬は3つの有効成分がありますので、表12-1にまとめました。これまでよく使用されていた有機ポリマー樹脂のポリスチレンスルホン酸Ca/Naは多様な剤形がありますが、ロケルマは懸濁用散分包のみです。**使い分けのポイントは「用法」「カリウム選択性」「膨潤」です。**

用法について、有機ポリマー樹脂製剤は1日2～3回の投与が必要です。一方、ロケルマは最初の2日間は1日3回ですが、3日目以降は1日1回で治療を行います。なお、緊急で治療を要する急性の高カリウム血症の場合、経口投与では効果発現まで時間がかかるため、適しません。この場合、注腸投与を行いますが、ロケルマは注腸投与不可です。

続いてカリウム選択性です。有機ポリマー樹脂製剤はCaやMgなどの他の多価陽イオンも吸着してしまいますが、ロケルマはカリウム選択性が高く、他の陽イオンはほとんど吸着しません。そのためロケルマは、有機ポリマー樹脂製品では併用注意に該当するAl、Mg、Caを含有する制酸剤・緩下剤とも問題なく併用可能です。

最後に膨潤（体積の増加）についてです。有機ポリマー樹脂製剤は、その特性上、水分を吸収して膨潤が認められるため、便秘や腸閉塞のリスクがあります。そのため、ポリスチレンスルホン酸Ca製品では「腸閉塞」が禁忌とされています。

表 12-1 **カリウム吸着薬の比較表**

一般名		ポリスチレンスルホン酸 Ca	ポリスチレンスルホン酸 Na	ジルコニウムシクロケイ酸 Na
製品名		カリエード、カリメート、ポリスチレンスルホン酸 Ca「三和」（旧：アーガメイト）など	ケイキサレート、ポリスチレンスルホン酸 Na「フソー」原末（旧：カリセラム-Na 末）	ロケルマ
剤形		顆粒剤、ゼリー、散剤、ドライシロップ剤、経口液剤（懸濁液）など	散剤、ドライシロップ剤	懸濁用散分包
分類		有機ポリマー樹脂		**非ポリマーの無機結晶**
効能・効果		急性および慢性腎不全に伴う高カリウム血症		高カリウム血症
用法	経口	1 日量を 2〜3 回に分け、経口投与		1 日 3 回、2 日間経口投与し、その後は 1 日 1 回経口投与
	懸濁に必要な 1 回量の水[※1]	30〜50 mL	50〜150 mL	約 45 mL
	注腸[※2]	懸濁後に 1 回投与		-
	透析施行中	-		非透析日に 1 日 1 回経口投与
カリウム選択性		低い（Ca^{2+} や Mg^{2+} などの陽イオンも吸着する）		**高い**
1 g あたりの食塩（NaCl）換算量		-	0.254 g	0.2032 g
水分による膨潤		あり		**なし**
禁忌		**腸閉塞の患者**	-	-
併用注意		・ジギタリス製剤 ・アルミニウム、マグネシウムまたはカルシウムを含有する制酸剤または緩下剤 ・甲状腺ホルモン製剤		・抗 HIV 薬 ・アゾール系抗真菌薬 ・チロシンキナーゼ阻害薬 ・タクロリムス（経口）

※1　ゼリー、経口液剤を除く
※2　注腸可能な製品は顆粒剤・散剤の一部に限る

一方、ロケルマは膨潤を認めず、水と混合して20分後の体積は約17％減少したとのことでした[2]。体積が減る理由は、水と混じることで固体が安定化し、より隙間の少ない構造になったことによるものと考えられています[2]。

治療効果について、各薬剤を直接比較した臨床試験はありませんが、各薬剤の主な臨床試験の結果より、効果や死亡率、QOLの変化に差はないとのレビュー報告[3]やネットワークメタアナリシス報告[4]があります。また、国内の実臨床において、ロケルマとポリスチレンスルホン酸Caの効果を後ろ向きに解析した報告[5]では、血清カリウム値はロケルマで有意に低下し、代謝性アシドーシスの代理マーカーである「Na^+濃度−Cl^-濃度」もロケルマで有意に増加した（正常値に近付いた）と報告されていました。ただし、後ろ向きでバイアスが排除できないため、解釈には注意が必要です。

以上より、ロケルマは既存の有機ポリマー樹脂製品と比較して、**服用回数が少ないため、アドヒアランスの向上が期待できる**と考えます。また、**日常的に制酸剤・緩下剤を投与している**場合や、**便秘気味の患者**にとっても良い選択肢となるのではないでしょうか。

○ 処方鑑査のポイント

ロケルマは非透析患者の場合、開始用量（1回10 gを水で懸濁して1日3回、2日間）と維持用量（1回5 gを水で懸濁して1日1回）があり、さらに血液透析施行中の患者の場合には1回5 gを水で懸濁して非透析日に1日1回経口投与します。用量、1日投与回数、投与日がそれぞれ異なるため、どの用法・用量の処方なのか確認しておく必要があるでしょう。維持用量は、いずれの場合も最高で1日1回15 gですが、増量は5 gずつとし、1週間以上の間隔を空けることとされています。

併用禁忌は特にありませんが、ロケルマは胃において一時的にH^+を吸着し、胃内pHを上昇させる可能性があります。そのため、pHによって吸収性が変化する薬剤（例：抗HIV薬、アゾール系抗真菌薬、チロシンキナーゼ阻害薬）とは併用注意に該当します。この場合、併用薬はロケルマ投与の少なくとも2時間前または2時間後に投与することとされています。血清カリウム値に影響する薬剤との併用は特に制限がありませんが、ロケルマの効果に影響する可能性があるため、気を付けておくと良いでしょう。

その他、ロケルマは1 gあたり80 mgのナトリウム（食塩換算で0.2032 g）を含んでいて、カリウムを吸着する際に放出します。開始用量（ロケルマ1日30 g）で食塩約6.1 g、維持用量（ロケルマ1日5 g）で食塩約1 gに相当する計算です。そのため、ナトリウム貯留による浮腫やうっ血性心不全に注意する必要があります。

特に高血圧[6]やCKD[1]を併存している患者の場合、6 g/日未満の食塩摂取制限が推奨されているため、ロケルマに含まれるナトリウム量も考慮しておくと良いでしょう。

服薬指導のポイント

　前述のように、通常、ロケルマには開始用量と維持用量があり、その量も患者さんの状態や血清カリウム値によって変動します。処方内容を確認し、飲み間違えのないようにしっかりと伝えましょう。

　服用するときは分包内の薬を約45 mLの水に懸濁し、沈殿する前に飲みます。必要な水の量は5 gの場合でも、10 g、15 gの場合でも同一です。水にはほとんど溶けないので、溶かすのではなく分散させるイメージを伝えましょう。なお、水45 mLは大さじ3杯の量と患者さん向けの説明資材に記載されていますが、厳密に大さじ3杯を計りとらなくても大丈夫なので、あくまで量の目安として伝えると良いでしょう。飲んだ後に沈殿していた場合は、再度水に懸濁して服用します。また、オブラートを使って良いか患者さんから聞かれることもあるかもしれません。「薬局ヒヤリ・ハット事例収集・分析事業」の共有すべき事例として、ロケルマをオブラートに包んで服用することを薬剤師が提案したことが不適切とされたケース[7]がありました。規定量の水とともに服用すれば一見問題なさそうにも思えますが、現時点では承認用法外の服用方法となるため、必ず水に直接懸濁して服用するように指導しましょう。

　既存のカリウム吸着薬は舌触りが悪く、患者さんから美味しくない、飲みたくないと言われたことのある人も少なくないと思いますが、ロケルマは無味無臭のサラサラした懸濁用散剤のため、服用しにくさの改善によるアドヒアランスの向上も期待できます。実際の患者さんへの聞き取り調査では、服用性に関して「とても服用しやすい」と答えた割合はポリスチレンスルホン酸Ca/Naで8％だったのに対し、ロケルマは92％と有意に服用しやすいと答えた割合が高かった（n=13, P<0.01）との報告[8]があります。飲みやすさも伝えることができると、なお良いかもしれません。

　もし服用を忘れた場合はその分はスキップし、次の服用予定時間に通常通り1回分の用量を服用するよう指導します。これは次の服用までの間隔が予定よりも短くなると過度の血清カリウム値の低下を引き起こすことがあるためであり、理由と併せて伝えられると良いでしょう。

また、水分により膨潤しづらいことから、便秘などの消化器症状も起こりにくいことが分かっています。もし以前に既存薬を使用して便秘や腹痛、腹部膨満感などを経験した患者さんが同様の懸念をしていた場合は、その心配は少ないことを伝えると良さそうです。

　副作用として、血清カリウム値が下がりすぎることによる低カリウム血症や、ナトリウム貯留によるうっ血性心不全には特に注意が必要です。低カリウム血症の症状としては手足のだるさ・力が抜ける感じ・筋肉のこわばり・息苦しさなどが、うっ血性心不全の症状としては動悸・むくみ・息苦しさなどが挙げられるため、これらのような症状が現れた場合は速やかに医療機関に連絡するよう伝えましょう。

まとめ　ロケルマ懸濁用散分包

　国内初の非ポリマーのカリウム吸着薬。

　カリウム選択性が高いため、Al、Mg、Caを含有する制酸剤・緩下剤とも併用可能。

　有機ポリマー樹脂製剤でみられるような膨潤（体積増加）は起こらないため、腸閉塞や便秘の患者さんにも使用しやすい。

参考文献

1)　日本腎臓学会. エビデンスに基づくCKD診療ガイドライン2023
2)　ロケルマ　審査報告書
3)　Natale P, et al. Cochrane Database Syst Rev. 2020; 6: CD013165. PMID: 32588430
4)　Dong L, et al. Eur J Pharmacol. 2022; 931: 175174. PMID: 35964658
5)　Nakayama T, et al. Front Med (Lausanne). 2023; 10: 1137981. PMID: 36950508
6)　日本高血圧学会. 高血圧治療ガイドライン2019
7)　薬局ヒヤリ・ハット事例収集・分析事業 共有すべき事例2023年No.3事例2
8)　北川愛, ほか. 日血浄化技会誌 2022; 30: 35-37

2つの作用を併せもつ新規の経口血糖降下薬

13. ツイミーグ錠 500mg
（一般名：イメグリミン）

\ 詳細記事 /

承認日	：2021年6月23日
効能・効果	：2型糖尿病
用法・用量	：通常、成人にはイメグリミンとして1回1,000 mgを1日2回朝、夕に経口投与する。
主な副作用	：悪心、下痢、便秘、低血糖など

注目度ランク：★★★（2021年承認新薬の記事のうち、WEBサイトへのアクセス数1位）

○ **2型糖尿病の薬物治療の基礎知識**

- 糖尿病治療の目標は、高血糖に起因する代謝異常の改善、および合併症の発症・増悪を防ぐことで健康人と変わらない寿命を全うすることとされています[1]。

- 血糖コントロールの目標は、多くの場合HbA1c 7%未満としますが、年齢、罹病期間、臓器障害の程度などによって個別に設定されます。

- 2型糖尿病の場合、インスリン治療の適応があればインスリン治療を行います。適応がない場合、食事・運動療法が基本ですが、2～3か月続けても目標の血糖値を達成できなければ少量の経口血糖降下薬（表13-1）による薬物療法を開始します[1-4]。

- 経口血糖降下薬は、日本糖尿病学会の「2型糖尿病の薬物療法のアルゴリズム（第2版）」[3]や、毎年4月に更新される日本糖尿病・生活習慣病ヒューマンデータ学会の「糖尿病標準診療マニュアル」[4]を参考に、インスリン分泌能・抵抗性の程度、肥満の程度、併存疾患、低血糖リスク、肝・腎機能などを考慮して少量から開始します。

- 非肥満（インスリン分泌能不足）に対してはインスリン分泌促進作用を有するDPP-4阻害薬(注)が、肥満（インスリン抵抗性）に対しては抵抗性改善作用や体重減少作用を有するビグアナイド薬・SGLT2阻害薬（→P.63）・GLP-1(注)受容体作動薬（→P.89）が、慢性心不全（→P.61）やCKD（→P.49）を併存している場合にはadditional benefit(注)を期待して腎・心保護作用を有するSGLT2阻害薬などがそれぞれ治療薬として検討されます。3か月前後を目安に反応を確認し、効果不

注 DPP-4) dipeptidyl peptidase 4：ジペプチジルペプチダーゼ4
注 GLP-1) glucagon-like peptide-1：グルカゴン様ペプチド-1

十分な場合には他の薬剤を1剤ずつ追加していきます。

作用機序

　これまで経口血糖降下薬はインスリン分泌非促進（抵抗性改善）系または促進系に大別されていましたが、ツイミーグは膵臓・肝臓・骨格筋などのミトコンドリアに作用することで、インスリンの抵抗性改善と分泌促進の両作用を有すると考えられています（図13-1）。

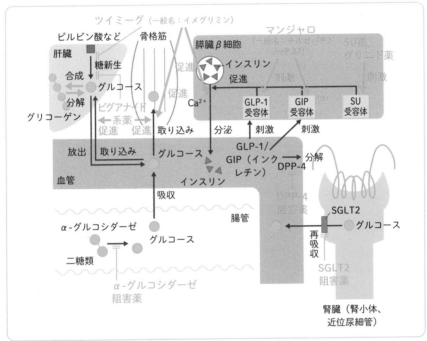

図13-1　**主な糖尿病治療薬の作用機序**

類薬との比較

　現在、ツイミーグと同様の作用機序を有する薬剤はありませんが、その化学構造はビグアナイド薬のメトグルコ（一般名：メトホルミン）と非常に類似してい

注 additional benefit　糖尿病治療薬の中には、血糖降下作用以外にも＋αの作用を有することが明らかになってきました。このような血糖降下作用以外の付加的な作用のことをadditional benefitと呼んでいます。
注 GIP　glucose-dependent insulinotropic polypeptide：グルコース依存性インスリン分泌刺激ポリペプチド

表13-1 主な経口血糖降下薬の特徴一覧（参考文献2〜4を参考に作成）

分類			種類	主な作用機序	低血糖リスク※	体重変化	主な副作用	Additional benefitを考慮すべき併存疾患
インスリン分泌非促進系	インスリン分泌非促進		α-グルコシダーゼ阻害薬（α-GI）	腸管における糖の分解・吸収を抑制	低	なし	肝障害、消化器症状（放屁・下痢・腹満・便秘）	-
			SGLT2阻害薬	腎尿細管における糖の再吸収を抑制（糖の排泄促進）	低	減少	脱水、尿路・性器感染症、皮膚障害、ケトアシドーシス	CKD、心不全、心血管疾患、NAFLD（注）
			チアゾリジン薬	インスリン感受性の改善	低	増加	浮腫、心不全、肝障害、骨折	NAFLD
			ビグアナイド薬	肝臓における糖新生の抑制	低	なし〜減少	乳酸アシドーシス、消化器症状、ビタミンB₁₂低下	-
インスリン分泌促進系	血糖依存性		テトラヒドロトリアジン系薬（ツイミーグ）	インスリン抵抗性改善とインスリン分泌促進	低	なし	消化器症状	-
			DPP-4阻害薬	インスリン分泌促進とグルカゴン分泌抑制	低	なし	SU薬との併用で低血糖増加、消化器症状、心不全、類天疱瘡	
			GLP-1受容体作動薬（経口薬はセマグルチドのみ）	インスリン分泌促進とグルカゴン分泌抑制	低	減少	SU薬との併用で低血糖増加、消化器症状	CKD、心血管疾患、NAFLD
	血糖非依存性		スルホニル尿素（SU）薬	インスリン分泌促進	高	増加	低血糖、肝障害	-
			グリニド薬	より速やかなインスリン分泌促進と食後高血糖の改善	中	増加	低血糖、肝障害	

※それぞれを単剤で使用した場合

ます。表13-2に両者の特徴についてまとめました。**使い分けのポイントは「用法・用量」「禁忌・副作用」「位置付け」です。**

注　NAFLD（nonalcoholic fatty liver disease：非アルコール性脂肪性肝疾患）　明らかな飲酒歴やウイルス感染がないにもかかわらず、アルコール性肝障害に類似した肝障害（脂肪肝）のことをNAFLDと呼びます。読み方は「ナッフルド」または「ナッフルディー」です。NAFLD/NASH 診療ガイドライン2020（改訂第2版）では、チアゾリジン薬の投与推奨およびSGLT2阻害薬・GLP-1受容体作動薬の投与提案がなされています[3,5]。

表13-2　ツイミーグとメトグルコの比較表

製品名		メトグルコ錠 250 mg/500 mg	ツイミーグ錠 500 mg
一般名		メトホルミン	イメグリミン
化学構造式			
用法・用量（成人の2型糖尿病の場合）		1日2～3回に分割して食直前または食後に経口投与 -初期量：1日 500 mg -維持量：1日 750～1,500 mg -最高投与量：1日 2,250 mg	1回1,000 mgを1日2回朝、夕に経口投与
	腎機能による調節	あり	-
小児		○（10歳以上）	×
ヨード造影剤検査時		検査前は一時的に投与を中止し、ヨード造影剤投与後48時間は投与を再開しない	制限なし
禁忌（共通※を除く）		・次に示す患者（乳酸アシドーシスを起こしやすい） 　▶乳酸アシドーシスの既往 　▶重度の腎機能障害（eGFR 30 mL/分/1.73 m² 未満）、透析患者 　▶重度の肝機能障害 　▶心血管系、肺機能に高度の障害、脱水症、脱水状態が懸念 　▶過度のアルコール摂取者 ・栄養不良状態、飢餓状態、衰弱状態、脳下垂体機能不全または副腎機能不全 ・妊婦または妊娠している可能性のある女性	・禁忌ではないものの、中等度・重度腎機能障害（eGFR 45 mL/分/1.73 m² 未満）では投与が推奨されていない
位置付け	2型糖尿病の薬物療法のアルゴリズム[3]	非肥満：第二選択薬 肥満：第一選択薬	非肥満：第八選択薬 肥満：第七選択薬
	糖尿病標準診療マニュアル[4]	ステップ1	ステップ3のオプション
一包化		オルメテック OD 錠(オルメサルタンメドキソミル)以外とは可	○
重大な副作用		乳酸アシドーシス（頻度不明）、低血糖（5%以上）、肝機能障害、黄疸（頻度不明）、横紋筋融解症（頻度不明）	低血糖（6.7%）

※本剤の成分に対し過敏症の既往歴、重症ケトーシス、糖尿病性昏睡または前昏睡、1型糖尿病、重症感染症、手術前後、重篤な外傷

用法・用量について、メトグルコは初期量・維持量で用量が異なり、 1日2～3回に分割して食直前・食後に投与です。一方、ツイミーグは固定用量で1日2回の投与です。ツイミーグの方がシンプルではありますが、効果・副作用に応じた用量調節ができない点はデメリットかもしれません。

　メトグルコは乳酸の代謝に関わるmGPDH[注]を阻害する作用を有するため、重大な副作用として乳酸アシドーシスが挙げられていて、そのリスクが高いとされる患者や全身状態が悪い患者には投与禁忌です[6]。一方、ツイミーグはmGPDHの阻害作用を有しないため、乳酸アシドーシスのリスクが低いと考えられています。そのため、メトグルコよりも禁忌項目が少なめです。ただし、RMPの「重要な潜在的リスク」として乳酸アシドーシスが挙げられているため、注意は必要です。その他、中等度腎機能障害の患者の場合、メトグルコは減量して投与が可能ですが、ツイミーグの投与は推奨されていません。

　最後に位置付けです。メトグルコは乳酸アシドーシスのリスクがあるものの、使用経験・エビデンスが豊富で体重に影響を及ぼしにくいことから、経口血糖降下薬の中心的薬剤です。ツイミーグは経口血糖降下薬未治療例を含む国内第Ⅲ相試験（TIMES 1試験）において、プラセボと比較してHbA1cの有意な低下が認められています[7]。しかしながら、使用経験が浅いことから、各アルゴリズム・マニュアルにおける位置付けは低いのが現状です。例えば、「糖尿病標準診療マニュアル」ではメトグルコがステップ1で第一選択薬とされていて、効果不十分な場合にはステップ2としてDPP-4阻害薬もしくはSGLT2阻害薬の追加を検討します。それでも効果不十分な場合、ステップ3としてDPP-4阻害薬/SGLT2阻害薬/α-GI/SU薬/グリニド薬/チアゾリジン薬/経口GLP-1受容体作動薬/ツイミーグのいずれかの追加を検討することとされています[4]。

　以上より、ツイミーグは**現時点では第一選択薬にはなりづらい**と考えますが、今後、使用経験が増えていけばインスリン分泌能不足・インスリン抵抗性を併せもつ場合の第一選択薬としても期待できるのではないでしょうか。まずは、**既存の経口血糖降下薬で効果不十分な場合に**、 2～4剤目の追加候補としての使用が見込まれます。ツイミーグと他の血糖降下薬を併用した際の有効性・安全性を検証した国内第Ⅲ相長期試験（TIMES2試験）では、いずれの併用群においても、ツイミーグ単剤よりもHbA1cの低下が認められ、安全性に問題はなかったと報告されています[8]。なお、本報告ではGLP-1受容体作動薬との併用は、他の血糖降下薬との併用に比べてHbA1cの低下が弱い傾向でした。これは、GLP-1受容体作動薬併

[注] mGPDH　mitochondrial glycerol-3-phosphate dehydrogenase：ミトコンドリアグリセロール-3-リン酸デヒドロゲナーゼ

用群の患者は、他の併用群と比べて糖尿病歴が長かったことが原因だと考察されていました[7]ので、相性が悪いというわけではなさそうです。

○ 処方鑑査のポイント

　メトグルコはオルメテックOD錠（一般名：オルメサルタン メドキソミル）との一包化を避ける必要がありますが、ツイミーグはどの薬剤とも一包化が可能です。

　また、ツイミーグは腎機能に応じた用量の調節や併用禁忌もないため、比較的取り扱いやすい薬剤です。ツイミーグは他の血糖降下薬と併用するケースが多く、いずれも低血糖の可能性が高まることから併用注意に該当します。その中でもビグアナイド薬（例：メトグルコ）との併用は、他の血糖降下薬との併用療法と比較して消化器症状（下痢、悪心・嘔吐、上腹部痛、腹部不快感、食欲減退など）が多く認められた[8]ことから、より慎重に行うこととされています[2]。

服薬指導のポイント

　ツイミーグは、既に少しずつ処方例が増えてきており、手にしたことのある方も多いと思います。見た目の特徴は錠剤が大きいことで、コロネル錠（一般名：ポリカルボフィル）500 mgとほぼ同じくらいです。ツイミーグは必ず1回1,000 mgなので、どんな患者さんであっても1回に2錠服用します。2錠を一気に飲み込むのではなく、必ず1錠ずつ分けて服用するよう伝えましょう。また、大きな錠剤やカプセル剤の場合、つい顎をグッと上げて飲み込んでしまいがちですが、これは間違いです。顎を軽く引きぎみにして飲み込んだ方が、咽頭から食道が真っすぐになるため、咽頭に引っ掛かる可能性が低くなります。なかなかここまで踏み込んだ指導をすることは少ないかもしれませんが、ぜひ説明してみてください。

　前述の通り、ツイミーグとビグアナイド薬は、分子構造が類似しており、作用機序の一部が共通している可能性があります。既にメトグルコなどのビグアナイド薬を服用している患者さんに新たにツイミーグが追加された場合は、本当に「追加」なのか、それとも「変更」なのか、患者さんに確認する必要があります。もし、患者さんに尋ねても不明瞭な場合は、安全のためにも疑義照会すべきでしょう。「処方鑑査のポイント」の項にも記載していますが、両剤を併用した場合、他の糖尿病用薬との併用療法と比較して、消化器症状が多く認められています〔下痢15.6％（10/64例）、悪心10.9％

（7/64例）、嘔吐 4.7％（3/64例）〕。もし、ツイミーグとビグアナイド薬を併用する場合には、患者さんに悪心や下痢の可能性があることを説明し、ひどい場合には服薬を中止して医師に相談するよう伝えましょう。

　次に、ツイミーグ単独での服用の場合です。ビグアナイド薬は、稀に重篤な乳酸アシドーシスを起こすことがあります。ツイミーグにおいては、ラットを用いた非臨床試験で血中乳酸濃度への明らかな影響は認められておらず、臨床試験でも乳酸アシドーシスの発現は認められていません。ただ、作用機序の一部が共通していることを考えれば、現状では注意が必要でしょう。ビグアナイド薬における乳酸アシドーシスのリスク因子として、腎機能障害、肝機能障害、低酸素状態を伴いやすい状態、脱水（利尿作用を有する薬剤の併用を含む）、過度のアルコール摂取、感染症、高齢者などが知られています。これらのリスク因子のうち脱水症状については、普段の生活で簡単に予防することができます。ツイミーグ服用の際も、水分摂取制限などが特にないことを確認の上、普段から水分を十分に摂取するよう伝えましょう。

 まとめ ツイミーグ錠

ミトコンドリアに作用することで、インスリンの抵抗性改善とインスリンの分泌促進の両作用を有する。

メトグルコと比較して乳酸アシドーシスのリスクが低い可能性がある。

現時点では、既存の経口血糖降下薬で効果不十分な場合に、2～4剤目の追加候補としての使用が見込まれる。

参考文献
1) 日本糖尿病学会. 糖尿病診療ガイドライン2019
2) 日本糖尿病学会. 糖尿病治療ガイド2022-2023
3) 坊内良太郎, ほか. 糖尿病 2023：66：715-733
4) 日本糖尿病・生活習慣病ヒューマンデータ学会. 糖尿病標準診療マニュアル2023
5) 日本消化器病学会・日本肝臓学会. NAFLD/NASH 診療ガイドライン2020（改訂第2版）
6) メトホルミンの適正使用に関するRecommendation
7) Dubourg J, et al. Diabetes Care. 2021; 44: 952-959. PMID: 33574125
8) Dubourg J, et al. Diabetes Obes Metab. 2022; 24: 609-619. PMID: 34866306

GIP 作用と GLP-1 作用を併せもつ国内初の GIP/GLP-1 受容体作動薬！

14. マンジャロ皮下注 アテオス

2.5mg/5mg/ 7.5mg/10mg/ 12.5mg/15mg

（一般名：チルゼパチド）

承認日 ：2022 年 9 月 26 日
効能・効果 ：2 型糖尿病
用法・用量 ：通常、成人にはチルゼパチドとして週 1 回 5 mg を維持
用量とし、皮下注射する。ただし、週 1 回 2.5 mg から
開始し、4 週間投与した後、週 1 回 5 mg に増量する。
なお、患者の状態に応じて適宜増減するが、週 1 回 5 mg
で効果不十分な場合は、4 週間以上の間隔で 2.5 mg ず
つ増量できる。ただし、最大用量は週 1 回 15 mg まで
とする。
主な副作用 ：悪心・嘔吐、下痢、便秘、腹痛、消化不良、食欲減退、
注射部位反応など

\ 詳細記事 /

注目度ランク： ★★☆ （2022 年承認新薬の記事のうち、WEB サイトへのアクセス数 6 位）

○ 2 型糖尿病の薬物治療の基礎知識（基本情報は P.80 を参照）

- インスリン治療の適応がなく、いくつかの経口血糖降下薬を併用しても効果不十分な場合に注射の GLP-1 受容体作動薬やマンジャロの使用が検討されます[1,2]。
- GLP-1 受容体作動薬は体重減少作用や心血管イベントの抑制作用が示唆されていることから、additional benefit を期待して早期から使用されることもあります[1]。

○ 作用機序

マンジャロは GIP 受容体と GLP-1 受容体を刺激することで、グルコース依存的にインスリンの分泌を促進します（図 13-1 ／→P.81）。GIP はインスリン感受性改善、胃内容物排出抑制、食欲減退などの作用が示唆されているため、体重減少の効果も期待されています。

○ 類薬との比較

　現在、2型糖尿病に使用されている注射のGLP-1受容体作動薬とマンジャロについて、表14-1に特徴などをまとめました。国内では週1回投与のトルリシティ（一般名：デュラグルチド）やオゼンピック（一般名：セマグルチド）がよく使用されています。今回は週1回投与のトルリシティ、オゼンピック、マンジャロに着目してみましょう。**使い分けのポイントは「用法・用量」「血糖降下作用」「additional benefit」です。**

　用法・用量について、トルリシティは0.75 mgの固定用量です。薬剤師からすると分かりやすい一方で、副作用が問題となるときの減量や、効果不十分なときの増量はできません。GLP-1受容体作動薬は初期に消化器症状を認めることがあるため、低用量から開始することが多いです。オゼンピックとマンジャロは低用量から開始し、4週間投与した後に副作用などに問題がなければ維持用量まで増量します。効果不十分なときには増量が可能なため、より患者に合った用量調節が可能です。

　血糖降下作用について、比較表に掲載はしていませんが、オゼンピックはトルリシティ[3]やビクトーザ[4]よりも血糖降下作用が強く、マンジャロはオゼンピック[5]およびトルリシティ[6]よりも血糖降下作用が強いことが報告されています。つまり、直接比較はできないものの、マンジャロが最も血糖降下作用が強い可能性があります。

　最後に血糖降下作用以外のadditional benefitについてです。2型糖尿病患者を対象に、13種の治療薬の死亡リスク軽減効果や腎・心保護作用を検討したネットワークメタアナリシス[7]において、GLP-1受容体作動薬は死亡を含む心不全による入院や腎不全の低減に有益であり、特に非致死性脳卒中のリスクを低減することが示されています。一方、マンジャロは現時点でadditional benefitに関する同様の報告はありません。マンジャロで特筆すべきは、その体重減少作用です。体重減少作用はマンジャロ＞オゼンピック＞トルリシティの順であることが前述のメタアナリシス[7]で報告されています。ただし、マンジャロはBMIが23 kg/m²未満の患者での有効性・安全性は検討されていません。また、高齢者では過度の体重減少に注意する必要があるでしょう。

　以上より、マンジャロは**中高年で肥満を合併している糖尿病患者**に適していると考えられます。併存疾患（例：心不全、CKDなど）に対して**additional benefitを期待する場合、現時点ではトルリシティやオゼンピックが適している**と考えられますが、マンジャロもいくつかの臨床試験が進行中のため、今後の動向に注目です。参考までに、マンジャロの有効成分であるチルゼパチドは、米国では肥満症

表14-1 注射のGLP-1受容体作動薬5製品とマンジャロの比較表

分類	GLP-1 受容体作動薬					GIP/GLP-1 受容体作動薬
	短時間作用型		長時間作用型	超長時間作用型		超長時間作用型
製品名（いずれも皮下注）	バイエッタ	リキスミア	ビクトーザ	トルリシティ	オゼンピック	マンジャロ
一般名	エキセナチド	リキシセナチド	リラグルチド	デュラグルチド	セマグルチド	チルゼパチド
規格・デバイス	5 µg/10 µg ペン 300	300 µg ペン	18 mg ペン	0.75 mg アテオス	2 mg ペン	2.5 mg/5 mg/7.5 mg/10 mg/12.5 mg/15 mg アテオス
用法	1日2回朝夕食前1時間以内	1日1回朝食前1時間以内	1日1回朝または夕（同時刻）	週1回（同一曜日）		
1回用量 初期用量	5 µg	10 µg	0.3 mg	0.75 mg	0.25 mg	2.5 mg
1回用量 維持用量	5 µg	15 µg →20 µg	0.9 mg	0.75 mg	0.5 mg	5 mg
1回用量 最大用量	10 µg	20 µg	1.8 mg		1.0 mg	15 mg
空打ち	初回のみ	毎回	毎回	なし	初回のみ	なし
投与を忘れた場合	スキップ	スキップ	スキップ	次回投与までの期間が72時間以上なら投与可	次回投与までの期間が48時間以上なら投与可	次回投与までの期間が72時間以上なら投与可
体重減少作用※	△〜○	△	○	△	◎ オゼンピック＞トルリシティ[3] オゼンピック＞ビクトーザ[4]	◎ マンジャロ＞オゼンピック[5] マンジャロ＞トルリシティ[6]
心血管イベント抑制※	-	-	○	○	○	-
腎保護作用※	-	-	○	○	○	-

※日本人を含まない海外の報告や、国内承認外の用法・用量も含む

治療薬として、別の製品名「ZEPBOUND」で承認されています。将来的には国内でも肥満症治療薬として承認される可能性がありますね。

マンジャロはいずれの規格も使い切りタイプです。初期用量・維持用量・最大用量が異なるため、必ず確認しておきましょう。マンジャロは初期用量から維持用量への移行には4週間必要なため、期間の確認も重要です。

禁忌や併用注意に関してはGLP-1受容体作動薬と同様です。DPP-4阻害薬とは併用注意に該当しますが、作用が重複するため、避けた方が良いでしょう。

服薬指導のポイント

続々と発売されるGLP-1受容体作動薬やGIP/GLP-1受容体作動薬ですが、それぞれで用法や使い方が異なります。1本で複数回使うもの・1本使い切りのもの、毎日投与するもの・週に1回投与するものなど様々です。またデバイスも異なるため、服薬指導の前には毎回確認する必要があります。できれば 表14-1 のような比較表とともに、デバイスの使い方のポイントなどを加えたものを用意しておけば、不安はなくなると思います。

マンジャロは、類薬の中では比較的服薬指導がしやすいかもしれません。週に1回の投与で、デバイスもトルリシティに使われているアテオスです。規格が多くて驚きますが、基本的には2.5 mgで開始して5 mgが維持量なので、おそらく2.5 mgと5 mgでほとんどを占めるはずです。

週に1回という点については、添付文書に「同一曜日に投与させること。投与を忘れた場合は、次回投与までの期間が3日間（72時間）以上であれば、気づいた時点で直ちに投与し、その後は予め定めた曜日に投与すること。次回投与までの期間が3日間（72時間）未満であれば投与せず、次の予め定めた曜日に投与すること。なお、週1回投与の曜日を変更する必要がある場合は、前回投与から少なくとも3日間（72時間）以上間隔を空けること」と記載があります。なお、他の「週に1回」製剤の添付文書での記載を確認すると、トルリシティはマンジャロと同じで、オゼンピックは「次回投与までの期間が2日間以上であれば……」とされていました。覚えていなくてすぐに返答する必要があるとき（薬局が混み合っているときなど）には、**「投与曜日の真ん中の日までに気付いたらすぐに投与、それ以降は次まで待つ」**と説明して問題ないと思います。

デバイスであるアテオスの使い方の詳細は、ここでは述べません。アテオスはその名前の通り「当てて押す」だけで、皮下投与の注射剤の中では、最

も使い勝手が良いと言えます。ただ、1つだけ注意点があります。使用前にロックを解除する必要がありますが、必ず底面を皮膚に当てた状態で解除するよう伝えましょう。皮膚に当てずに解除すると、誤って注入ボタンに触れたときに、薬液が勢いよく飛び出します。1本を無駄にするとともに、掃除が大変です。使い方は病院で必ず習っていますが、薬局での投薬時にも、一言付け加えるようにしましょう。これさえ守れば、本当に「当てて押す」だけです。なお、注入ボタンは押し続ける必要はありません。

　最も注意すべき副作用は、他のGLP-1受容体作動薬と同様に、投与初期の消化器症状です。軽い吐き気やむかつきであれば改善することが多いので続けて良いでしょう。症状がひどい場合は医師に相談する必要があります。また、嘔吐を伴う激しい腹痛の場合は、急性膵炎の可能性もありますので、すぐに投与を中止して受診する必要があります。

まとめ　　マンジャロ皮下注アテオス

GIP作用とGLP-1作用を併せもつ国内初のGIP/GLP-1受容体作動薬。現時点ではadditional benefitに関する報告はないものの、血糖降下作用・体重減少作用がGLP-1受容体作動薬よりも強い可能性がある。

参考文献

1）坊内良太郎, ほか. 糖尿病 2023：66：715-733
2）日本糖尿病・生活習慣病ヒューマンデータ学会. 糖尿病標準診療マニュアル2023
3）Pratley RE, et al. Lancet Diabetes Endocrinol. 2018; 6: 275-286. PMID: 29397376
4）Capehorn MS, et al. Diabetes Metab. 2020; 46: 100-109. PMID: 31539622
5）Frías JP, et al. N Engl J Med. 2021; 385: 503-515. PMID: 34170647
6）Inagaki N, et al. Lancet Diabetes Endocrinol. 2022; 10: 623-633. PMID: 35914543
7）Shi Q, et al. BMJ. 2023; 381: e074068. PMID: 37024129

約 30 年ぶりの肥満症治療薬！ GLP-1 受容体作動薬で初の適応症

15. ウゴービ皮下注 0.25 mg SD/0.5 mg SD/ 1.0 mg SD/1.7 mg SD/ 2.4 mg SD

（一般名：セマグルチド）

| 承 認 日 |：2023 年 3 月 27 日 |

| 効能・効果 |：肥満症。ただし、高血圧、脂質異常症または 2 型糖尿病のいずれかを有し、食事療法・運動療法を行っても十分な効果が得られず、以下に該当する場合に限る。
・BMI が 27 kg/m² 以上であり、2 つ以上の肥満に関連する健康障害を有する
・BMI が 35 kg/m² 以上

| 用法・用量 |：通常、成人にはセマグルチドとして 0.25 mg から投与を開始し、週 1 回皮下注射する。その後は 4 週間の間隔で、週 1 回 0.5 mg、1.0 mg、1.7 mg および 2.4 mg の順に増量し、以降は 2.4 mg を週 1 回皮下注射する。なお、患者の状態に応じて適宜減量する。

\ 詳細記事 /

| 主な副作用 |：食欲減退、頭痛、悪心・嘔吐、腹痛、腹部膨満、便秘、下痢など

注目度ランク： ★★★（2023 年承認新薬の記事のうち、WEB サイトへのアクセス数 1 位）

○ 肥満症の薬物治療の基礎知識

- BMI [注]（体格指数＝体重 kg／身長 m²）が 25 kg/m² 以上の場合、「肥満」と定義されます。肥満の中でも「11 種の健康障害（合併症）[注] が 1 つ以上ある」または「健康障害を起こしやすい内臓脂肪蓄積がある」場合に初めて「肥満症」と診断されます。BMI が 35 kg/m² 以上は「高度肥満」と定義され、合併症や内臓脂肪蓄積がある場合には「高度肥満症」と診断されます[1]。

- 肥満症治療の基本は食事療法・運動療法による減量です。通常の肥満症の場合は現体重の 3% 以上、高度肥満症の場合は現体重の 5〜10% を目標とした減量を行います。減量目標が達成できない場合、食事療法の強化や薬物療法が検討されます[1]。

注 BMI ） body mass index

注 11 種の健康障害（合併症）①耐糖能異常（2型糖尿病・耐糖能異常など）、②脂質異常症、③高血圧、④高尿酸血症・痛風、⑤冠動脈疾患、⑥脳梗塞・一過性脳虚血発作、⑦非アルコール性脂肪性肝疾患、⑧月経異常・不妊、⑨閉塞性睡眠時無呼吸症候群・肥満低換気症候群、⑩運動器疾患、⑪肥満関連腎臓病

● 国内で承認されている医療用医薬品はサノレックス錠（一般名：マジンドール）のみでしたが、高度肥満症への使用に限られていました。ウゴービは約30年ぶりに承認された肥満症治療薬で、通常〜高度の肥満症に対して効果が期待されています。その他、糖尿病を合併している肥満症に対しては、体重減少作用のあるSGLT2阻害薬（→P.63）なども使用されます。

○ 作用機序

　ウゴービの有効成分は、糖尿病治療薬として既に承認されているGLP-1受容体作動薬（→P.89）のセマグルチドです。インスリンの分泌作用だけではなく、胃内容物排出抑制、食欲減退などの作用によって体重減少の効果を発揮すると考えられています（図15-1）。

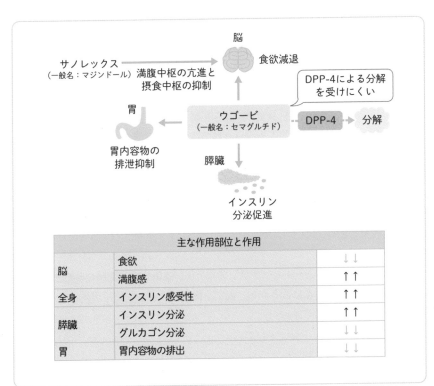

主な作用部位と作用		
脳	食欲	↓↓
	満腹感	↑↑
全身	インスリン感受性	↑↑
膵臓	インスリン分泌	↑↑
	グルカゴン分泌	↓↓
胃	胃内容物の排出	↓↓

図15-1　ウゴービとサノレックスの作用機序

○ 類薬との比較

　現在、国内で肥満症の適応症を有する薬剤はサノレックスとウゴービの2製品のみです。表15-1 に特徴などをまとめました。サノレックスは高度の肥満症（BMI 35 kg/m²以上）にのみ使用可能ですが、ウゴービはBMIが27 kg/m²以上の肥満症から使用可能です。**使い分けのポイントは「用法・用量」「禁忌」「合併症の改善効果」です。**

　用法・用量について、サノレックスは基本1日1回の経口投与です。しかし、サノレックスは覚せい剤と一部作用機序が類似[1] していることから、依存性の懸念があります。長期投与すると肺高血圧症のリスクも高まるため、投与期間は3か月とされています。ウゴービは超長時間作用型のGLP-1受容体作動薬のため、週1回の皮下注投与です。また、投与期間については、最大68週とされています（68週を超える使用経験がないため）。初期には消化器症状を認めることが多いため、0.25mgから開始して徐々に増量していきます。

　続いて禁忌です。サノレックスにはノルアドレナリン再取り込み阻害による交感神経亢進作用もあるため、閉塞隅角緑内障、重症の心障害・高血圧症、脳血管障害を有する患者やMAO阻害薬を使用している患者には投与できません。一方、ウゴービの禁忌は糖尿病治療薬で使用される他のGLP-1受容体作動薬と同様で、そう多くはありません。

　最後に、表15-1 には記載していませんが、合併症の改善効果です。肥満症患者を対象にウゴービとプラセボを比較した第Ⅲ相臨床試験のSTEP6試験（日本人を含む東アジアで実施）[2,3] において、体重はウゴービ群で有意に減少していました。さらに血糖、血圧、脂質パラメータもウゴービ群で改善傾向を認め、高血圧や2型糖尿病に対する治療薬の減量割合がウゴービ群で高い傾向でした。その他、LVEFが保たれた心不全（HFpEF）を合併する肥満症患者を対象としたSTEP-HFpEF試験[4] や、心血管疾患の既往のある肥満症患者を対象としたSELECT試験[5] において、合併症に対するウゴービの有効性が示されています（いずれもプラセボ対象の第Ⅲ相試験で、日本人を含む）。サノレックスについては同様のエビデンス・報告は見当たりません。

　以上より、ウゴービはサノレックスと比較して、**禁忌や投与期間の制限が少なく、依存性などの副作用もない**ことから、幅広い肥満症に対して使用が見込まれます。

注 推奨グレードとエビデンスレベル ）推奨のグレードは「A：行うよう強く勧められる」、「B：行うよう勧められる」、「C：科学的根拠に乏しい、もしくは一般的合意がないので勧められない」、「D：行うべきではない」です。エビデンスレベルは「Ⅰ：無作為化比較試験や大規模疫学調査、メタアナリシスに基づくデータがある」、「Ⅱ：小規模の無作為化比較試験や非無作為化研究がある」、「Ⅲ：専門家の合意（コンセンサス）、あるいは標準的治療」です。

表 15-1　肥満症治療薬2製品の比較表

製品名	サノレックス錠 0.5 mg	ウゴービ皮下注 0.25 mg SD/0.5 mg SD/1.0 mg SD/1.7 mg SD/2.4 mg SD
一般名	マジンドール	セマグルチド
作用機序	満腹中枢の亢進と摂食中枢の抑制	GLP-1 受容体作動薬
効能・効果	・予め適用した食事療法および運動療法の効果が不十分な高度肥満症（肥満度が +70% 以上または BMI が 35kg/m² 以上）における食事療法および運動療法の補助	・肥満症。ただし、高血圧、脂質異常症または 2 型糖尿病のいずれかを有し、食事療法・運動療法を行っても十分な効果が得られず、以下に該当する場合に限る。 ▶ BMI が 27kg/m² 以上であり、2 つ以上の肥満に関連する健康障害を有する ▶ BMI が 35kg/m² 以上
用法・用量	1 日 1 回昼食前に経口投与	週 1 回皮下注射（自己注射可）
開始用量	0.5 mg（1 錠）	0.25 mg
維持用量		4 週間の間隔で、0.5 mg→1.0 mg→1.7 mg→2.4 mg の順に増量し、以降は 2.4 mg
最大用量	1 日に 1.5 mg（3 錠）までとし、2〜3 回に分けて食前に経口投与	
腎機能による調節	- （重症の腎・肝障害は投与禁忌）	-
投与期間の制限	3 か月	68 週 [6]
投与中止判断の目安	1 か月	3〜4 か月
禁忌 （過敏症の既往歴以外）	・閉塞隅角緑内障 ・重症の心障害、重症の膵障害、重症の腎・肝障害、重症高血圧症、脳血管障害 ・不安・抑うつ・異常興奮状態、統合失調症などの精神障害 ・薬物・アルコール乱用歴 ・妊婦または妊娠している可能性のある女性 ・小児	・糖尿病性ケトアシドーシス、糖尿病性昏睡または前昏睡、1 型糖尿病 ・2 型糖尿病を有する患者における重症感染症、手術などの緊急の場合
併用禁忌	・MAO 阻害薬投与中または投与中止後 2 週間以内	-
重大な副作用	依存性（頻度不明）、肺高血圧症（頻度不明）	低血糖（頻度不明）、急性膵炎（0.1%）、胆嚢炎、胆管炎、胆汁うっ滞性黄疸（いずれも頻度不明）
ガイドラインの位置付け [1]	推奨グレード：A エビデンスレベル：II	推奨グレード：- エビデンスレベル：I
最適使用推進ガイドライン対象品目	-	○

　ウゴービの使用は、肥満症治療の基本である食事療法・運動療法を行っても十分な効果が得られない場合で、薬物治療の対象として適切と判断された肥満症患者（高血圧、脂質異常症または2型糖尿病のいずれかを有する）が対象です。また、BMIが27 kg/m^{2}以上35 kg/m^{2}未満の肥満症の場合、「2つ以上の肥満に関連する健康障害（合併症）」を有する場合でなければウゴービは使用できません。健康障害については、冒頭に定義している11種の健康障害[注]です。最適使用推進ガイドライン[6)]の対象品目のため、施設要件や投与が適切と考えられる患者の要件とともに確認しておきましょう。具体的な患者要件は、

- **効能・効果を満たすこと（特に健康障害）**
- **適切な食事療法・運動療法を6か月以上実施しても効果不十分（うち、食事療法は2か月に1回以上の頻度で管理栄養士による栄養指導を受けていること）**
- **本剤を投与する施設において、高血圧、脂質異常症、2型糖尿病に対して適切な治療が行われていること**

とされています。

　いずれの規格も使い切りタイプで、週1回の投与です。初期用量（0.25 mg）を4週間投与したのち、0.5 mg→1.0 mg→1.7 mgの順に4週毎に増量し、17週目に維持用量（2.4 mg）とするため、初回投与から維持用量に達するまでの処方用量に注意が必要です。2型糖尿病に使用する同有効成分のオゼンピック皮下注（一般名：セマグルチド）も初回用量は同じ0.25 mgですが、4週投与した後、週1回0.5 mgに増量してそのまま維持用量とします。使い方が違うため、注意しましょう。

表 15-2 **ウゴービとオゼンピックの用法・用量（いずれも週1回投与）**

	初期用量	維持用量までの増量	最大用量
ウゴービ	0.25 mg	4週毎に 0.5 mg→1.0 mg→1.7 mg→2.4 m g	2.4 mg
オゼンピック	0.25 mg	4週投与後に 0.5 mg	1.0 mg

　禁忌や併用注意に関してはGLP-1受容体作動薬と同様です。DPP-4阻害薬とは併用注意に該当しますが、作用が重複するため、避けた方が良いでしょう。

服薬指導のポイント

　本剤の適応には適切な食事療法・運動療法を行っても十分な効果を得られない場合との条件があります。

　臨床試験においても、

- 食事療法：推定１日総エネルギー消費量から 500 kcal を差し引いたエネルギー摂取量とすること

- 運動療法：ウォーキングや階段の昇降などで週に 150 分の運動をすることがそれぞれ推奨されており、患者さんには４週毎に食事・運動についてのカウンセリングが行われていました。併存疾患などによっても状態は異なるため、必ずしもこれらを全て遵守しなければならないというわけではありません。ですが、本剤を開始したからといって食事や運動に気を付けなくても良くなるというわけではないことには留意してもらう必要があります。

　また、本剤投与中も適切な食事療法・運動療法を継続するとともに、管理栄養士から２か月に１回以上の頻度で栄養指導を受けていることが投与継続要件の一つとして挙げられています[6]。そのため、栄養指導を適切な頻度で受けているか、またその内容がきちんと守れているのか聞いてみるのも良いと思います。臨床試験時には毎日の食事と運動について日誌を付けることが推奨されていたため、もし付けていないようであれば同様に日誌を勧めるのも良いでしょう。

　本剤は週１回、同じ曜日に皮下注射します。過量投与を防ぐためにも、毎日する注射ではないという点については、まずしっかりと伝えましょう。もし注射を忘れた場合には、次回までの間隔が 48 時間以上であれば気付いた時点で注射します。次回はそこから１週間空けるのではなく、元々の予定日に注射するという点には注意が必要です。一方、次回までの間隔が 48 時間未満であればその回は注射せずにスキップします。間違えないよう、また決して忘れた分と合わせて２回分を一度に注射しないように指導しましょう。

　過量投与防止の観点から他の GLP-1 受容体作動薬やセマグルチド含有製剤との併用はできないため、それらが処方されていないかの聞き取りも大切です。他院を受診する際にも本剤を使用していることを医師に伝えるよう指導しましょう。

　また、他の GLP-1 受容体作動薬と同様に、投与開始直後に悪心・嘔吐、下痢などの消化器症状が現れることがあります。詳しくはマンジャロの服薬指導のポイント（）を参照してください。

第2章　注目の新薬　代謝／内分泌　15　ウゴービ皮下注

97

まとめ　ウゴービ皮下注

約30年ぶりの肥満症治療薬で、肥満症の適応症を有する国内初のGLP-1受容体作動薬。

肥満症に関連する合併症の改善効果も期待できる。

サノレックスと比較して、禁忌や投与期間の制限が少ない。

参考文献

1) 日本肥満学会. 肥満症診療ガイドライン2022
2) ウゴービ　審査報告書
3) Kadowaki T, et al. Lancet Diabetes Endocrinol. 2022; 10: 193-206. PMID: 35131037
4) Lincoff AM, et al. N Engl J Med 2023; 389:1069-1084.PMID: 37622681
5) Lincoff AM, et al. N Engl J Med 2023; 389:2221-2232. PMID:37952131
6) 最適使用推進ガイドライン　セマグルチド（遺伝子組換え）

代謝／内分泌・骨粗鬆症

専用の電動式注入器を用いて自己注射が可能な PTHrP 製剤！

16. オスタバロ皮下注カートリッジ 1.5 mg

（一般名：アバロパラチド）

\ 詳細記事 /

承 認 日	：2022 年 8 月 31 日
効能・効果	：骨折の危険性の高い骨粗鬆症
用法・用量	：通常、成人には 1 日 1 回アバロパラチドとして 80 µg を皮下に注射する。なお、本剤の投与は 18 か月間までとすること。
主な副作用	：悪心、浮動性めまい、高カルシウム尿症、高カルシウム血症、頭痛、動悸など

注目度ランク：★★☆（2022 年承認新薬の記事のうち、WEB サイトへのアクセス数 9 位）

○ 骨粗鬆症の薬物治療の基礎知識

- 骨粗鬆症の治療は、骨折を予防し、生活機能と QOL を維持することが目標です[1]。骨の代謝には、骨芽細胞によって骨を作る「骨形成」と、破骨細胞によって骨を壊す「骨吸収」があり、通常はバランスが保たれていますが、骨粗鬆症では骨吸収が優位になっていると考えられています。

- 治療薬には、①骨代謝調整薬（活性型ビタミン D_3 製剤、ビタミン K_2 製剤）、②骨吸収抑制薬〔ビスホスホネート（BP[注]）製剤、エストロゲン製剤、SERM[注]、抗RANKL抗体薬[注]〕、③骨形成促進薬（PTH/PTHrP 製剤[注]）、②と③の作用を併せ持つ抗スクレロスチン抗体薬[注] のイベニティ皮下注（一般名：ロモソズマブ）や、痛みを軽減するカルシトニン製剤などがあります。

注 BP　bisphosphonate：ビスホスホネート

注 SERM　selective estrogen receptor modulator：選択的エストロゲン受容体モジュレーター

注 抗 RANKL 抗体薬　プラリア皮下注（一般名：デノスマブ）が該当し、破骨細胞を活性化させるRANKL（receptor activator of nuclear factor-kappa B ligand）を阻害して破骨細胞の働きを抑えます。

注 PTH/PTHrP 製剤　副甲状腺ホルモン（PTH：parathyroid hormone）の作用を有するPTH製剤や、副甲状腺ホルモン関連タンパク質（PTHrP：parathyroid hormone-related protein）のオスタバロがあり、いずれもPTH様作用によって骨形成を促進します。

注 抗スクレロスチン抗体薬　スクレロスチンは破骨細胞の活性化と、骨芽細胞の抑制に関与しています。これを阻害することで、破骨細胞の働きを抑え、骨芽細胞の働きを活性化させます。

- 骨粗鬆症は、閉経によってエストロゲンの分泌が欠乏することで発症することが多いため、このタイプにはSERMがよく使用されています[2]。SERMが適さない場合、BP製剤が第一選択薬です。BP製剤で効果不十分な場合には抗RANKL抗体薬が検討されます。

- BP製剤やSERMでも骨折を生じた場合や、高齢で複数の椎体・大腿骨近位部で骨折が生じた場合、また骨折の危険性が非常に高いと判断された場合にはオスタバロなどのPTH/PTHrP製剤を使用[1]し、投与期間終了後はBP製剤や抗RANKL抗体薬に切り替えることが多いです。

○ 作用機序

PTH/PTHrP製剤は骨芽細胞の活性化作用、および活性型ビタミンDへの変換促進による腸からのカルシウム吸収促進作用によって、骨形成を促進させます（図16-1）。PTHは持続的に作用すると、逆に骨吸収が促進してしまうため、PTH/PTHrP製剤は間欠的（1日毎や1週毎）に投与します。また、動物実験での長期投与において、骨肉腫などの発生リスクが高まることが示唆されているため、投与可能期間の上限が設けられています。

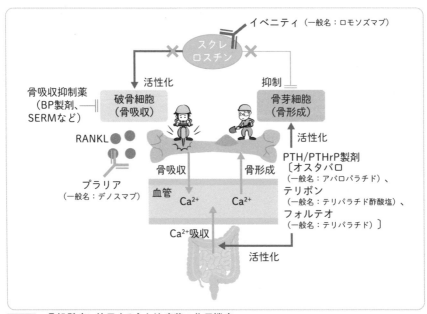

図16-1　骨粗鬆症に使用する主な治療薬の作用機序

類薬との比較

　現在、PTH/PTHrP製剤は3製品ありますので、表16-1に特徴や使い分けなどをまとめました。**使い分けのポイントは、「PTH/PTHrP受容体への作用」「用法」「有効性」**です。

　PTH/PTHrP受容体にはRG型とR⁰型の2つの活性型があり、RG型との結合はシグナル伝達が**短時間**に留まるため骨形成作用が促進されますが、R⁰型との結合は**持続的**なシグナル伝達によって逆に骨吸収が促進されます[2]。オスタバロのR⁰型に対するRG型への結合能は1,600倍のため、よりRG型への結合能が高く、骨形成作用が強いことが示唆されています。閉経後の女性骨粗鬆症患者を対象に実施された海外第Ⅲ相試験[3] において、骨形成マーカーのP1NP[注] はフォルテオ（一般名：テリパラチド）よりも有意に高く（3か月目以降）、骨吸収マーカーのCTX[注] は全期間を通じてフォルテオよりも有意に低いことが報告されています。

　続いて用法です。自己注射の可否や、空打ちの有無、投与間隔、デバイスの有無に差があります。オスタバロは専用電動式注入器を使用するのが特徴です。液晶画面で操作手順を確認でき、投与日時も自動で記録されます。また、投与履歴・累計回数、カートリッジ交換のお知らせも表示できるため、ご自身で自己注射を管理しづらかった患者にも適していると考えられます。ただし、日頃からスマートフォンなどのデジタルデバイスの扱いに不慣れな高齢者には適さないかもしれません。なお、カートリッジ装着時や交換時には空打ちが必要です。

　最後に有効性です。テリボン（一般名：テリパラチド酢酸塩）は非椎体骨折抑制効果が低く、フォルテオは大腿骨近位部骨折の抑制効果が低いとされていました。オスタバロは前述の臨床試験[3] において、プラセボと比較して非椎体骨折発生率を有意に抑制し、さらに大腿骨近位部を含む主要な骨粗鬆症性骨折発生率はフォルテオよりも有意に低かったと報告されています。

　以上より、オスタバロは既存のPTH製剤である**テリボンやフォルテオよりも効果を求める**場合や、**自己注射の管理をより簡便にしたいといった希望**のある患者に適しているのではないでしょうか。

処方鑑査のポイント

最も注意すべきは投与期間です。現時点におけるオスタバロの投与期間の上限

注 P1NP（type Ⅰ procollagen-N-propeptide：Ⅰ型プロコラーゲン-N-プロペプチド）　骨芽細胞分化の初期に産生されるタンパク質で、主にPTH製剤の治療効果判定やモニタリングに使用されています。

表 16-1 PTH/PTHrP製剤の比較表

製品名	テリボン皮下注		フォルテオ 皮下注 キット 600 μg	オスタバロ皮下注 カートリッジ 1.5 mg
	皮下注用 56.5 μg	28.2 μg オートインジェクター		
一般名	テリパラチド酢酸塩		テリパラチド	アバロパラチド酢酸塩
由来タンパク質	ヒト PTH		ヒト PTH	ヒト PTHrP
PTH/PTHrP 受容体における R^0 型に対する RG 型の結合能	12 倍			1,600 倍
用法・用量	1 週間に 1 回 56.5 μg	1 日 1 回 28.2 μg を 1 週間に 2 回	1 日 1 回 20 μg	1 日 1 回 80 μg
最大投与期間	24 か月	24 か月	24 か月	**18 か月**
自己注射	×	○	○	○ （専用の注入器「オスタバロインジェクター」を使用）
空打ち	-	なし	初回のみ	カートリッジ装着後
貯法	室温	2〜8℃	2〜8℃	2〜8℃
併用注意	・活性型ビタミン D 製剤 ・ジギタリス製剤		・活性型ビタミン D 製剤 ・ジギタリス製剤	・活性型ビタミン D 製剤 ・ジギタリス製剤
ガイドライン[1] の記載	あり		あり	なし （以下、臨床試験結果 [3]）
骨密度	A		A	骨密度上昇率： オスタバロ[※1]＞フォルテオ[※1]＞プラセボ
椎体骨折	A		A	骨折発生率： オスタバロ[※1]＜フォルテオ[※1]＜プラセボ
非椎体骨折	C		A	骨折発生率： オスタバロ[※1]＜フォルテオ＜プラセボ
大腿骨近位部骨折	C		C	主要な骨粗鬆性骨折発生率[※3]： オスタバロ[※1,2]＜フォルテオ＜プラセボ

【骨密度上昇効果】A:上昇効果がある、B:上昇するとの報告がある、C:上昇するとの報告はない
【骨折発生抑制効果】A:抑制する、B:抑制するとの報告がある、C:抑制するとの報告はない
※1　プラセボに対する有意差あり
※2　フォルテオに対する有意差あり
※3　椎体、大腿骨近位部、手関節部、上腕骨、前腕骨、肩関節部の臨床骨折

注 CTX type I collagen cross-linked C-telopeptide：I型コラーゲン架橋C-テロペプチド

は**18か月**で、一度投与を中止した後に再開したとしても、その期間は合算されます。合計で18か月を超えないように過去の処方歴も確認しておく必要があります。なお、フォルテオが国内で承認された際も投与期間の上限は18か月でしたが、その後、安全性が確認できたことから24か月に延長されました。オスタバロについても、将来的には投与期間の上限が延長される可能性を念頭に置いておくと良いかもしれません。

禁忌項目は既存のPTH製剤と同じです。併用禁忌は特にありませんが、骨粗鬆症に使用する骨吸収抑制薬（BP製剤など）や他のPTH製剤との併用は避けた方が良いでしょう。例えば、PTH製剤とBP製剤の併用はそれぞれの単剤治療よりも効果が低いことが報告されています[4]。活性型ビタミンD₃製剤は併用注意に該当しますが、血清カルシウム値上昇のリスクがあるため避けることが望ましいとされています。

オスタバロは管理医療機器の「オスタバロインジェクター」を用いて自己注射が可能です。同インジェクターに使用する注射針（JIS T 3226-2に準拠したA型専用注射針）についても確認しておきましょう。

 服薬指導のポイント

　骨粗鬆症治療薬は継続して使用することでその効果が期待されますが、どうしても効いているかどうか実感しにくい部分があります。まずは骨粗鬆症について知り（一度骨折をすると次々に骨折を起こすようになり、骨折を機に寝たきりになってしまう場合もあるなど）、また本剤を使用することでどのような効果が期待されるか（骨形成を促すことにより骨密度を増加させて骨折を起こしにくくなる）といった治療の意義を説明して、納得して使用してもらうことがアドヒアランスの観点からも大事です。

　オスタバロインジェクターは自己注射をサポートする専用の電動式注入器であり、アドヒアランスや継続率の向上が期待できます。基本的には画面に表示される指示に従うことで実施できるようになっていますが、独特ではあるので不安感を抱かせないよう初回導入時の指導が特に重要です。指導用の見本器や自己注射手順ガイドを一緒に見ながらお手本を示し、その後初回の自己注射を実践してもらうという流れがスムーズでしょう。こちらがスムーズに操作することで患者さんにも「簡単、自分にもできる」と思ってもらえるので、説明の際にあたふたしないよう事前に慣れておくことが大事です。製薬メーカーより様々な指導ツールが提供されているため、確認してお

くことが望ましいでしょう。

　また、きちんと自己注射ができているか確認するために、次回来院時に病院で自己注射をしてもらうことも有用です。その場合、当日は注射をしないで来院すること、専用の保冷ポーチに入れて持ち運ぶことなどを事前に説明しておきましょう。「オスタバロ確認用チェックシート」を用いると簡便かつ抜けがなく確認できるのでお勧めです。

　本剤には「オスタバロナビ」という患者さん向けのWEBサイトが開設されており、オスタバロインジェクターの使用方法が分かる動画や、よくある質問への回答、疾患や治療に関する情報が掲載されているので、必要に応じて患者さんに紹介すると良いかもしれません。また、使用方法などで迷った場合に問い合わせのできる「オスタバロ患者さまサポートセンター」や、定期的な電話連絡やLINEアプリによる治療サポートなどを行ってくれる「Walk with You」プログラムなど各種サポートも充実しているので、併せて紹介すると患者さんの安心にも繋がり、アドヒアランスの向上も期待できるでしょう。

 まとめ　**オスタバロ皮下注**

- 専用の電動式注入器を用いた自己注射が可能なPTHrP製剤。
- RG型のPTH/PTHrP受容体への結合能が高いため、既存のPTH製剤よりも骨形成作用が高い可能性がある。
- 最大投与期間は18か月のため、超えないように確認が必要。

参考文献

1)　日本骨粗鬆症学会, ほか. 骨粗鬆症の予防と治療ガイドライン2015年版
2)　田中伸哉. 日老医誌 2019; 56: 136-145
3)　Miller PD, et al. JAMA. 2016; 316: 722-733. PMID: 27533157
4)　Black DM, et al. N Engl J Med. 2003; 349: 1207-1215. PMID: 14500804

その他の注目新薬【代謝 / 内分泌】

レクビオ皮下注 300 mg シリンジ

承認日	：2023 年 9 月 25 日
効能・効果	：家族性高コレステロール血症、高コレステロール血症。ただし、以下のいずれも満たす場合に限る ・心血管イベントの発現リスクが高い ・HMG-CoA 還元酵素阻害薬で効果不十分、または HMG-CoA 還元酵素阻害薬による治療が適さない
ワンポイント	：脂質異常症では初の RNA 干渉 [注] を利用した siRNA [注] 治療薬です。高コレステロール血症は、血中の LDL コレステロール（LDL-C）の肝臓への取り込み量が減少している状態です。肝臓への LDL-C の取り込みには、LDL 受容体が重要ですが、その分解を促進しているタンパク質として PCSK9 [注] が知られています。レクビオは PCSK9 の mRNA を特異的に認識する siRNA 治療薬で、その mRNA の分解を促進し、血中の PCSK9 を低下させるといった作用機序を有しています。初回、3 か月後に皮下投与し、以降は 6 か月毎に投与します。類薬には抗 PCSK9 抗体薬のレパーサ（一般名：エボロクマブ）がありますので、今後の使い分けが期待されます。

エパデール EM カプセル 2 g（一般名：イコサペント酸エチル）

承認日	：2022 年 6 月 20 日
効能・効果	：高脂血症
ワンポイント	：イコサペント酸（EPA）製剤のエパデールカプセル/S を改良した製剤です。これまでのエパデールは消化管からの吸収率が低いため、1 日 2〜3 回の服用が必要でした。エパデール EM は自己乳化製剤で、体内でカプセルが崩壊すると、水相で油・脂溶性成分が界面活性剤と自己乳化することによって消化管からの吸収率が向上しています。そのため、1 日 1 回の服用で効果を発揮します。ただし、エパデールカプセル/S と適応症が異なるため、注意が必要です（ 表1 ）。

表1　エパデール3製品の比較表

	エパデールカプセル	エパデール S	エパデール EM カプセル
規格	300 mg	300/600/900 mg	2 g
外形	横約 18 mm× 縦約 7 mm	直径約 4 mm の球形 （スティック包装）	直径約 6 mm の球形 （スティック包装）
効能・効果	・閉塞性動脈硬化症に伴う潰瘍、疼痛および冷感の改善 ・高脂血症	・高脂血症	
用法・用量 （高脂血症）	1 回 900 mg を 1 日 2 回または 1 回 600 mg を 1 日 3 回、食直後に経口投与		1 日 1 回 1 または 2 包を食直後に経口投与

注 RNA 干渉と siRNA　　RNA干渉（RNAi：RNA interference）は、特定の遺伝子発現をノックダウンする手法の一つです。本来はウイルス感染などに対する生体防御機構として備わっていて、特定のmRNAを分解していくことで、特定のタンパク質の発現を抑制します。特定の遺伝子に対応する短鎖干渉RNA（siRNA：small interfering RNA）が特定の遺伝子のmRNA配列を認識して結合することで、そのmRNAを分解します。

注 PCSK9　proprotein convertase subtilisin/kexin type 9：プロ蛋白質転換酵素サブチリシン/ケキシン9型

国内初の抗 TSLP 抗体薬！　バイオマーカーによらず一貫した効果が期待

17. テゼスパイア皮下注 210 mg シリンジ / ペン

（一般名：テゼペルマブ）

承 認 日	： 2022 年 9 月 26 日
効能・効果	： 気管支喘息（既存治療によっても喘息症状をコントロールできない重症または難治の患者に限る）
用法・用量	： 通常、成人および 12 歳以上の小児にはテゼペルマブとして 1 回 210 mg を 4 週間隔で皮下に注射する。
主な副作用	： 注射部位反応、過敏症など

\ 詳細記事 /

注目度ランク：★☆☆（2022 年承認新薬の記事のうち、WEB サイトへのアクセス数 11 位）

○ 気管支喘息の薬物治療の基礎知識

● 気管支喘息の治療は、適正な薬物治療によって健常人と変わらない日常生活を過ごせることが目標です。

● 成人の気管支喘息の薬物治療は、「長期管理薬（コントローラー）」と「発作治療薬（リリーバー）」に大別されます。長期管理薬は吸入ステロイド薬（ICS[注]）が中心で、重症度に応じて段階的にICSを増量したり、テオフィリン徐放製剤（SRT[注]）、ロイコトリエン受容体拮抗薬（LTRA[注]）、長時間作用性 β_2 刺激薬（LABA[注]）、長時間作用性抗コリン薬（LAMA[注]）を併用したりします[1]。最近ではICS/LABA/LAMAの3剤配合吸入薬も登場しました。

● 上記の治療でもコントロール不良[注]な場合、重症喘息（難治性喘息）と定義さ

注 ICS	inhaled corticosteroid：吸入ステロイド薬
注 SRT	sustained released theophyline：テオフィリン徐放製剤
注 LTRA	leukotriene receptor antagonist：ロイコトリエン受容体拮抗薬
注 LABA	long acting beta 2-agonist：長時間作用性 β_2 刺激薬
注 LAMA	long acting muscarinic antagonist：長時間作用性抗コリン薬

注 コントロール不良　以下の項目のうち 3つ以上該当する場合、または予定外受診、救急受診、入院を伴う増悪が月に 1回以上の場合、コントロール不良と定義されています[1]。
・喘息症状（日中および夜間）が週1回以上、・増悪治療薬の使用が週1回以上、・運動を含む活動制限がある、
・呼吸機能（FEV₁および PEF）が予測値または自己最良値の 80%未満、・PEFの日（週）内変動が 20%以上

れます。近年、テゼスパイアなどの生物学的製剤（図17-1、表17-1）が承認され、重症喘息の新たな長期管理薬に位置付けられています。

○ 作用機序

生体の免疫応答はその特徴・メカニズムによって、1型・2型・3型の3つのタイプに分けられます。気管支喘息では主に2型の免疫応答（2型炎症）が関わっていると考えられています。中でもTh2細胞（Ⅱ型ヘルパーT細胞）とILC2^(注)（グループ2自然リンパ球）が重要と考えられていて、これらは気道上皮細胞が産生する胸腺間質性リンパ球新生因子（TSLP^(注)）などによって活性化されます。テゼスパイアはTSLPを特異的に阻害する抗TSLP抗体です（図17-1）。

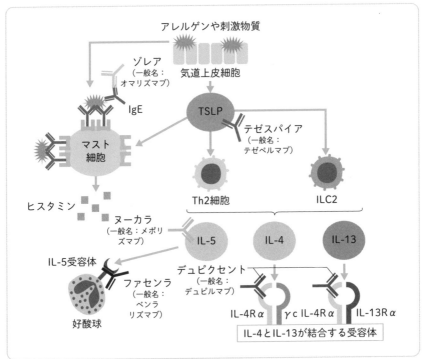

図17-1 気管支喘息に使用する生物学的製剤の作用機序

注 ILC2 ）group 2 innate lymphoid cell：グループ2自然リンパ球
注 TSLP ）thymic stromal lymphopoietin：胸腺間質性リンパ球新生因子

○ 類薬との比較

現在、気管支喘息に使用する生物学的製剤は5製品ありますので、表17-1に特徴や使い分けなどをまとめました。**使い分けのポイントは、「併存疾患」と「バイオマーカー」です。**

気管支喘息では、アレルギー性鼻炎や慢性副鼻腔炎やアトピー性皮膚炎といった他のアレルギー性疾患を併存していることが多いため、併存疾患を考慮した使い分けが重要です。現在、テゼスパイアは気管支喘息にしか適応を有していないため、今後の適応拡大が期待されるところでしょう。

また、いずれの生物学的製剤も2型炎症に関わる因子をターゲットとしているため、そのバイオマーカーによって効果が異なります。代表的なバイオマーカーとして、「好酸球数」と「FeNO(注)」があります。好酸球数が高い場合（目安は150/μL以上、または過去12か月間に1度でも300/μL以上）は、好酸球をターゲットとするヌーカラ（一般名：メポリズマブ）やファセンラ（一般名：ベンラリズマブ）が適しています[2]。好酸球数150/μL未満で、FeNOが25 ppb以上の場合はデュピクセント（一般名：デュピルマブ）やテゼスパイアが、FeNOが25 ppb未満の場合にはテゼスパイアが推奨されています。ゾレア（一般名：オマリズマブ）についてはバイオマーカーと効果の相関が確立していませんが、アレルゲンに感作されている場合、好酸球数やFeNOにかかわらずゾレアが選択可能です[2-4]。

生物学的製剤を直接比較した臨床試験はありませんが、重度の気管支喘息を対象にしたネットワークメタアナリシスの報告[5]によると、治療効果は好酸球数にかかわらずテゼスパイアが最も高いことが示唆されています（各生物学的製剤間で有意差はなし）。テゼスパイアは**バイオマーカーにかかわらず効果が期待**されている[6]ことから、好酸球数やFeNOが低値の場合にも良い選択肢となるでしょう。もちろん、**好酸球数やFeNOが高値の場合にはより効果が高い**ことが示されています[4]。

その他、投与間隔、自己注射の可否、小児適応の有無などを考慮して薬剤の使い分けが検討されます。

○ 処方鑑査のポイント

テゼスパイアは最適使用推進ガイドライン[7]の対象品目のため、施設要件や投与

注 FeNO（fractional exhaled nitric oxide：呼気中一酸化窒素濃度） 呼気に含まれる一酸化窒素（NO）の濃度を測定して気道の炎症状態を評価する検査です。NOは2型炎症に関与するIL-4 や IL-13の刺激によって誘導される一酸化窒素合成酵素（NOS）によって産生されます。2型炎症の強さと相関しているため、2型炎症に関わる生物学的製剤の効果予測のバイオマーカーとして期待されています。

表 17-1 気管支喘息に使用する生物学的製剤5製品の比較表

製品名	ゾレア	ヌーカラ	ファセンラ	デュピクセント	テゼスパイア
一般名	オマリズマブ	メポリズマブ	ベンラリズマブ	デュピルマブ	テゼペルマブ
剤形・規格	・皮下注75 mg/100 mgシリンジ ・皮下注用150 mg	・皮下注用100 mg ・皮下注100 mgシリンジ/ペン ・小児用皮下注40 mgシリンジ	皮下注 30 mgシリンジ	・皮皮下注300 mgシリンジ/ペン ・皮皮下注200 mgシリンジ	皮下注210 mgシリンジ/ペン
作用機序	抗 IgE 抗体	抗 IL-5 抗体	抗 IL-5Rα 抗体	抗 IL-4Rα 抗体	抗 TSLP 抗体
自己注射	○ (気管支喘息と蕁麻疹のみ)	○	×	○	○
気管支喘息以外の適応症	・特発性の慢性蕁麻疹 ・季節性アレルギー性鼻炎	・好酸球性多発血管炎性肉芽腫症 ・慢性副鼻腔炎(申請中)	-	・アトピー性皮膚炎 ・慢性副鼻腔炎 ・結節性痒疹 ・慢性蕁麻疹(申請中)	-
気管支喘息の用法・用量(いずれも皮下投与)	1 回 75〜600 mgを2週または4週毎	1回100 mg (6歳以上12歳未満は40 mg) を4週毎	1 回 30 mg を初回、4 週後、8 週後に投与し、以降、8 週毎	初回に 600 mgを投与し、その後は 1 回 300 mgを 2 週毎	1 回 210 mgを4 週毎
小児(気管支喘息)	○ (6 歳以上)	○ (6 歳以上)	×	○ (12 歳以上)	○ (12 歳以上)
生ワクチンの接種	記載なし	記載なし	記載なし	避けること	避けること
気管支喘息におけるバイオマーカー[2-4]	確立していない。アレルゲンに感作されている(特異的 IgE 抗体が陽性)ことが望ましい	好酸球数高値で効果大	好酸球数高値で効果大	好酸球数 ≧ 150/µL または FeNO≧25ppbで効果大	**マーカーにかかわらず効果が期待できる。**好酸球数高値・FeNO 高値でより効果大

が適切と考えられる患者の要件を確認する必要があります。成人の気管支喘息の場合、「中用量または高用量の吸入ステロイド薬とその他の長期管理薬を併用しても全身性ステロイド薬の投与などが必要な喘息増悪を年に 2 回以上きたす」場合です。また、投与開始後 1 年程度を目安に効果の確認を行い、効果が認められない場合には漫

第2章 注目の新薬 呼吸器 17 テゼスパイア皮下注シリンジ／ペン

然と投与を続けないようにすることとされています。治療期間を確認しておくように
しましょう。

　薬物相互作用（併用注意・併用禁忌）や肝機能、腎機能、年齢などによる制限事
項は特にありません。

服薬指導のポイント

　どの薬剤でも言えることではありますが、本剤は既存薬による治療でも
コントロール不良な患者さんに対して使用するため、なぜ追加するのか、こ
の薬を使用することでどのような効果が期待できるのかといった治療の意
義を説明することが大事です。本剤においては、喘息の症状（発作）の改
善、呼吸機能の改善、増悪回数の減少、救急受診・入院の減少などの効果が
期待できるといった、具体的なイメージを伝えると良いでしょう。

　海外の臨床試験において、本剤はプラセボと比較して冠動脈障害、不整
脈、心不全の発現頻度が高かったとの報告があります。胸の痛みや違和感、
息切れ・息苦しさ、脈が途切れる、めまい、むくみなどの具体的な症状を伝
え、それらの症状があれば病院に連絡するように指導しましょう。重篤な過
敏症が起きる可能性もあるため十分な注意が必要です。

　また、本剤は長期管理薬であり発作や症状を速やかに改善するものでは
ないため、もし喘息の症状が悪化した場合は受診するように説明しましょ
う。症状の改善が見られたとしても、特にステロイド薬など服用中の薬剤を
急に中止しないよう注意喚起することも大切です。

　その他、押さえておきたいポイントとして、TSLPは一部の寄生虫（蠕虫）
感染に対する免疫応答へ関与している可能性があるため、投与中に寄生虫感
染を起こして抗寄生虫薬による治療が無効の場合には、治癒するまで本剤の
投与を一時中止することとされています。また、投与中の生ワクチン（麻し
ん風しん混合、流行性耳下腺炎、水痘、BCGなど）の接種は安全性が確認さ
れていないことから避ける必要があります。

　治療開始にあたって、生物学的製剤は全般的に高額であり治療費につい
ての懸念を抱く患者さんも多いことが想定されます。高額療養費制度など負
担軽減のための医療費助成制度について、本剤は「治療費コンシェルジュ」
という、その人に合わせた治療費の案内をしてくれる無料のコールセンター
が設置されているため、必要に応じて紹介すると良いでしょう。

まとめ テゼスパイア皮下注シリンジ/ペン

- 国内初の抗TSLP抗体薬で、バイオマーカーによらず一貫した効果が期待されている。
- 現在、適応症は気管支喘息のみのため、今後の適応拡大が期待される。
- 投与中に寄生虫感染があり、抗寄生虫薬による治療が無効の場合には、治癒するまで本剤の投与を一時中止する。

参考文献

1) 日本アレルギー学会. 喘息予防・管理ガイドライン2021
2) 成人気管支喘息における生物学的製剤の適正使用ステートメント. 2020
3) 日本アレルギー学会. アレルギー総合診療のための分子標的治療の手引き. 2022
4) 日本呼吸器学会. 難治性喘息診断と治療の手引き（第2版）2023
5) Menzies-Gow A, et al. J Med Econ. 2022; 25: 679-690. PMID: 35570578
6) テゼスパイア　審査報告書
7) 最適使用推進ガイドライン テゼペルマブ（遺伝子組換え）　～気管支喘息～

P2X3 受容体の遮断作用を有する末梢性の非特異的鎮咳薬！

18. リフヌア錠 45 mg
（一般名：ゲーファピキサント）

\ 詳細記事 /

承認日：2022 年 1 月 20 日
効能・効果：難治性の慢性咳嗽
用法・用量：通常、成人にはゲーファピキサントとして 1 回 45 mg を 1 日 2 回経口投与する。
主な副作用：味覚不全、味覚消失、味覚減退、悪心、口内乾燥など

注目度ランク： ★★☆ （2022 年承認新薬の記事のうち、WEB サイトへのアクセス数 10 位）

○ 慢性咳嗽の薬物治療の基礎知識

- 咳嗽は持続期間により、3 週未満の急性咳嗽、3 〜 8 週の遅延性咳嗽、8 週以上の慢性咳嗽に分類されています[1]。

- 遅延性・慢性咳嗽の原因は多岐にわたり、身体所見や胸部 X 線写真などで可能な限り原因疾患を見極め、原因に応じた「特異的治療」を行うことが重要です。

- 原因疾患としては、肺結核などの呼吸器感染症、喘息、慢性閉塞性肺疾患（COPD（注））、慢性気管支炎、薬剤性肺障害、心不全といった比較的原因が容易に特定できるもの（広義の成人遅延性・慢性咳嗽）から、原因疾患が容易に特定できないもの（狭義の成人遅延性・慢性咳嗽）まで様々です[1]。

- 狭義の成人遅延性・慢性咳嗽の原因疾患として、頻度の高いものには咳喘息、アトピー咳嗽/咽頭アレルギー、胃食道逆流症、感染後咳嗽が挙げられています。

- 原因疾患に応じた特異的治療に加え、「非特異的治療薬」として咳中枢に直接作用する中枢性の鎮咳薬（麻薬性・非麻薬性）が使用されることがあります。しかしながら、中枢性鎮咳薬は生体防御機構としての咳の抑制や便秘・眠気などの副作用の問題が指摘されているため、できる限り使用を控えることが推奨されています[1,2]。

- リフヌアは新規作用機序を有する末梢性の非特異的鎮咳薬です。

注 COPD　chronic obstructive pulmonary disease：慢性閉塞性肺疾患

作用機序

　様々な刺激やアレルギー、細胞障害などによって気道粘膜細胞からATP^(注)が放出されます。気道の迷走神経のC線維と呼ばれる部位に存在しているP2X3受容体にATPが結合すると、そのシグナルが咳中枢に到達し、咳嗽が惹起されると考えられています。リフヌアはP2X3受容体を選択的に遮断することで咳嗽を抑制するP2X3受容体拮抗薬です（図18-1）。

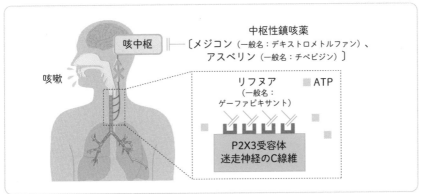

図18-1 リフヌアと中枢性鎮咳薬の作用機序

類薬との比較

　現在、リフヌアの類薬としては、非特異的治療薬に分類されている非麻薬性の中枢性鎮咳薬であるメジコン（一般名：デキストロメトルファン）やアスベリン（一般名：チペピジン）などがあります。他にも麻薬性中枢性鎮咳薬のリン酸コデインなどがありますが、今回はメジコン、アスベリン、リフヌアを表18-1にまとめました。**使い分けのポイントは「適応症」「小児」「副作用」です。**

　まずは適応症を見てみましょう。メジコンとアスベリンは非特異的治療薬であるものの、「感冒、急性気管支炎、慢性気管支炎、気管支拡張症、肺炎、肺結核、上気道炎に伴う咳嗽」などに適応を有しています。つまり、原因疾患に限定があります。一方、リフヌアの適応症は「慢性咳嗽」です。臨床試験では、咳嗽が1年以上継続している治療抵抗性（咳嗽に関連すると考えられる原因疾患の適切な治療を受けているにもかかわらず継続する咳嗽と定義）または原因不明（十分な臨床評価を行っ

注 ATP adenosine triphosphate：アデノシン三リン酸

た結果にもかかわらず、関連すると考えられる原因疾患が示唆されない咳嗽と定義）の慢性咳嗽患者を対象に、鎮咳効果が認められました[3]。非麻薬性の中枢性鎮咳薬は実臨床で汎用されているものの、ガイドライン[1]では、たとえ非麻薬性であってもできる限り使用を控えることとされています。原因疾患が不明または原因疾患に対する治療に抵抗性を示す場合に、末梢性鎮咳薬であるリフヌアは良い選択肢となるでしょう。

　続いて小児への投与です。メジコンとアスベリンはともに小児の適応を有していますが、メジコンは小児に対する有効性が乏しい可能性が示唆[4]されていたり、副作用がしばしば問題となったりすることから、アスベリンの方がよく使用されています。リフヌアは小児の適応を有していません。

　副作用について、メジコンは眠気やめまいの発現頻度が高いことから、車の運転など危険を伴う機械の操作には従事させないこととされています。アスベリンは比較的副作用が少なく、小児でよく使用されていますが、稀に過敏症やそう痒感を認めることがあるため、注意が必要です。リフヌアの作用するP2X3受容体は、味覚に関与している味覚神経にも発現しているため、味覚関連の副作用が高頻度（63.1％）で認められます。なお、味覚関連有害事象の平均持続期間は203.9日と報告されているので、かなり長期間持続する印象を受けました。ただ、ほとんどは軽度・中等度であり、投与終了後14日までに54.6％が改善、最終的に96％は改善しているとのことでした[2]。

　以上より、リフヌアは**咳嗽が長期間継続している治療抵抗性または原因不明の成人慢性咳嗽**に対して、メジコンやアスベリンとは異なる作用機序を有する新たな治療選択肢として期待されています。

○ 処方鑑査のポイント

　リフヌアの禁忌は「有効成分に対して過敏症の既往歴」のみですが、スルホンアミド系薬剤（例：サルファ剤、チアジド系利尿薬、スルホニル尿素薬）に過敏症の既往歴がある場合、交叉過敏症が現れる可能性があるため注意しましょう。この理由として、リフヌアもスルホンアミド基を有しているためです。

　また、リフヌアは腎排泄型の薬剤のため、通常1回45 mgを1日2回投与のところ、重度腎機能障害（eGFR 30 mL/分/1.73m^{2}未満）で透析を必要としない患者に対しては、1回45 mgを1日1回投与に減量します。

　その他、リフヌアは咳嗽の原因療法ではなく対症療法であることから、漫然と投与しないこととされています。臨床試験では52週までの有効性・安全性しか確認されていないので、治療期間についても確認しておきましょう。

表 18-1 咳嗽に対する非特異的治療薬3製品の比較表

製品名	メジコン錠 15 mg/散 10% メジコン配合シロップ	アスベリン錠 10 錠 20 /散 10%/ ドライシロップ 2% / シロップ 0.5% / シロップ「調剤用」2%	リフヌア錠 45 mg
一般名	デキストロメトルファン (配合シロップにはクレゾール スルホン酸カリウムが配合)	チペピジン	ゲーファピキサント
作用機序	咳中枢の抑制	咳中枢の抑制	P2X3 受容体遮断
特異性	非特異的	非特異的	非特異的
麻薬性/ 非麻薬性	非麻薬性	非麻薬性	非麻薬性
中枢性/末梢性	中枢性	中枢性	**末梢性**
去痰作用	配合シロップのみあり	あり	なし
適応症 (メジコンは 錠・散の場合)	・感冒、急性気管支炎、慢性気 管支炎、気管支拡張症、肺炎、 肺結核、上気道炎(咽喉頭炎、 鼻カタル)に伴う咳嗽 ・気管支造影術および気管支鏡 検査時の咳嗽	・感冒、急性気管支炎、慢性 気管支炎、気管支拡張症、 肺炎、肺結核、上気道炎(咽 喉頭炎、鼻カタル)に伴う 咳嗽および喀痰喀出困難	・難治性の慢性咳 嗽
用法	錠・散:1日1〜4回経口投与 シロップ:1日量を3〜4回に 分割経口投与	1日3回に分割経口投与	1日2回経口投与
腎機能に 　　よる調節	-	-	重度腎機能障害 で透析を必要と しない場合、1日 1回投与
小児	○ (生後3か月以上) ※配合シロップのみ	○ (1歳未満から使用可)	×
妊婦	有益性投与	有益性投与	有益性投与
危険を伴う 機械の操作	×	○	○
併用注意	・選択的 MAO-B 阻害薬 ・CYP2D6 阻害薬 ・セロトニン作用薬	-	-
主な副作用	眠気、頭痛、めまい、悪心・嘔 吐、便秘	食欲不振、便秘、口渇、胃部 不快感・膨満感、軟便・下 痢、悪心、眠気、不眠、めま い、そう痒感	味覚不全、味覚消 失、味覚減退、悪 心、口内乾燥

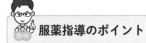 **服薬指導のポイント**

　リフヌアが処方される患者さんは、既に他の鎮咳薬などで治療しており、それでも効果が不十分であるため、「追加」もしくは「切り替え」で使用されると考えられます。ただ、既存の鎮咳薬と比較して薬価が高く、味覚障害の副作用も頻発するため、初回時から完全に「切り替え」で長期処方するのはなかなか難しいかもしれません。それゆえ初回時は、あくまでも「お試しで」というケースも考えられます（処方日数などでおおよその予測はできます）。患者さんには、医師からどのように説明があったかを確認してみましょう。現状の鎮咳薬などを継続したままリフヌアを「追加」するのか、一旦リフヌアに「切り替え」るのか、確認が必要です。

　最も注意すべき副作用は味覚障害です。これについては、医師も患者さんに説明していることがほとんどです。患者さんに、医師からお話があったか確認してみましょう。もちろん、説明がなかった場合は、説明する必要があります。味覚障害については、添付文書に「味覚不全は、主に苦味、金属味および／または塩味としても報告された。味覚関連の副作用（味覚不全、味覚消失、味覚減退、味覚障害）の発現割合は63.1％であった。大多数は、ゲーファピキサントの投与開始後9日以内に発現し、軽度または中等度であり、ゲーファピキサントの投与中または投与中止により改善した。なお、味覚関連の副作用は曝露量依存的に増加する傾向が認められている」と記載されています。味覚関連の副作用が63.1％なので、高頻度に起こることが分かります。中には、1回服用しただけで味覚障害を自覚することもあるようです。

　味覚障害が現れたときの対処については、医師から指示があったか確認する必要があります。「中止していいよ」「我慢できるようなら続けてみて」など、様々なケースが考えられます。既存薬でどのくらい咳をコントロールできているか、という患者さんの症状にもよるかもしれません。コントロールが悪い場合は「少々の味覚障害は我慢して続けてみて」という指示もあり得ます。我々薬剤師の一存で「味覚障害が出たら中止して」とは言えません。この辺りの指示は、きちんと患者さんに確認してみましょう。

　なお、患者さんには、「もし味覚障害が起こっても、中止すればほぼ回復します」と伝えましょう。副作用については、薬剤師としては説明せざるを得ないことがありますが、患者さんの気持ちを考えると、なかなか心苦しいものがあります。リフヌアの味覚障害については、「味覚障害が起こる可能性はありますが、中止すればほぼ回復します。新しいお薬で、期待もされて

いますので、まずは飲んでみましょう」と、できるだけ患者さんに飲もうと
思ってもらえるように伝えられると良いのではないでしょうか。

まとめ　リフヌア錠

- P2X3受容体遮断作用を有する末梢性の非特異的鎮咳薬。
- 治療抵抗性または原因不明の成人慢性咳嗽に対して効果が期待されている。
- 味覚関連の副作用が高頻度に認められるため、注意が必要なものの、投与を中止すればほぼ回復する。

参考文献

1) 日本呼吸器学会. 咳嗽・喀痰の診療 ガイドライン2019
2) リフヌア　審査報告書
3) McGarvey LP, et al. Lancet. 2022; 399: 909-923. PMID: 35248186
4) Paul IM, et al. Pediatrics. 2004; 114: e85-90. PMID:15231978

経口投与可能な α_4 インテグリン阻害薬！　中等症から使用可能

19. カログラ錠 120 mg
（一般名：カロテグラストメチル）

承認日	：2022 年 3 月 28 日
効能・効果	：中等症の潰瘍性大腸炎（5-アミノサリチル酸製剤による治療で効果不十分な場合に限る）
用法・用量	：通常、成人にはカロテグラストメチルとして 1 回 960 mg を 1 日 3 回食後経口投与する。
主な副作用	：上咽頭炎、上気道の炎症、関節痛、悪心、腹部不快感、頭痛、肝機能異常など

＼ 詳細記事 ／

注目度ランク：★★☆（2022 年承認新薬の記事のうち、WEB サイトへのアクセス数 8 位）

○ 潰瘍性大腸炎の薬物治療の基礎知識

● 潰瘍性大腸炎の病期は、症状を呈する「活動期」と、症状が消失する「寛解期」に分けられています。また、炎症の範囲による分類（直腸炎型、左側大腸炎型、全大腸炎型）と、重症度に応じた分類（軽症、中等症、重症）があります[1]。

● 薬物療法は、活動期の炎症を抑えて寛解に持ち込む「寛解導入療法」と、寛解を長期に維持して再燃を防ぐ「寛解維持療法」の 2 つに分けられます。症状のない寛解期をいかに維持するのかが重要です。

● 軽症～中等症の左側大腸炎型・全大腸炎型では、5-アミノサリチル酸（5-ASA [注]）による寛解導入療法が基本です。5-ASA 製剤には経口剤、注腸剤、坐剤があり、炎症の範囲や場所によって使い分けられます[2]。左側（直腸）で炎症が強い場合には、ステロイドのレクタブル注腸フォーム（一般名：ブデソニド）を併用することもあります。

● 5-ASA 製剤で効果不十分な中等症の場合には、ステロイド薬のプレドニン錠 [注]（一般名：プレドニゾロン）を使用しますが、カログラも新たな治療選択肢に加わりました。いずれも寛解が得られれば、5-ASA 製剤による寛解維持療法に移行します。

[注] 5-ASA（5-aminosalicylic acid：5-アミノサリチル酸）　5-アミノサリチル酸はメサラジンとも呼ばれています。

[注] プレドニン錠　プレドニン錠は 5mg の規格しかありませんので、実臨床ではプレドニゾロン錠 1mg や 2.5mg を併用することもあります。

- ステロイド薬は3か月を目安に減量していきますが、減量に伴って再燃増悪する場合や、5-ASA製剤で寛解維持ができない場合には、免疫調節薬のアザチオプリンやメルカプトプリン（保険適応外）を5-ASA製剤と併用することがあります。
- ステロイド薬に対して抵抗性や依存性が認められた場合には「難治」とされ、寛解導入療法・寛解維持療法として生物学的製剤（→P.125）や経口JAK^(注)阻害薬（表19-1）などによる治療が行われます。

表19-1　経口JAK阻害薬7製品の比較表※

製品名	ゼルヤンツ	オルミエント	スマイラフ	リンヴォック	ジセレカ	サイバインコ	リットフーロ
一般名	トファシチニブ	バリシチニブ	ペフィシチニブ	ウパダシチニブ	フィルゴチニブ	アブロシチニブ	リトレシチニブ
作用機序	JAK1とJAK3を阻害	JAK1とJAK2を阻害	JAK1とJAK3を阻害	JAK1を阻害	JAK1を阻害	JAK1を阻害	JAK3/TECファミリーキナーゼを阻害
適応症（一部略）	・関節リウマチ ・潰瘍性大腸炎	・関節リウマチ ・アトピー性皮膚炎 ・SARS-CoV-2による肺炎 ・円形脱毛症	・関節リウマチ	・関節リウマチ ・関節症性乾癬 ・アトピー性皮膚炎 ・強直性脊椎炎 ・潰瘍性大腸炎 ・体軸性脊椎関節炎 ・クローン病	・関節リウマチ ・潰瘍性大腸炎	・アトピー性皮膚炎	・円形脱毛症
用法	1日2回経口投与	1日1回経口投与					
臓器機能に関する禁忌	重度の肝機能障害	重度の腎機能障害（SARS-CoV-2による肺炎に対しては、透析または末期腎不全）	重度の肝機能障害	重度の肝機能障害	・末期腎不全 ・重度の肝機能障害	重度の肝機能障害	重度の肝機能障害
併用注意	・CYP3A4阻害薬 ・グレープフルーツ ・フルコナゾール ・CYP3A4誘導薬 ・セイヨウオトギリソウ（セント・ジョーンズ・ワート）含有食品 ・肝機能障害を起こす可能性のある薬剤	・プロベネシド	・肝機能障害を起こす可能性のある薬剤	・CYP3Aの強い阻害薬 ・CYP3Aの強い誘導薬	－	・CYP2C19の強い阻害薬 ・CYP2C19およびCYP2C9の強いまたは中程度の誘導薬 ・P-gpの基質薬剤	・CYP3Aの基質薬剤 ・CYP1A2の基質薬剤

※がん領域で使用されているジャカビ（一般名：ルキソリチニブ）を除く

注　**JAK（janus kinase：ヤヌスキナーゼ）**　非受容体型のチロシンキナーゼで、IL（interleukin：インターロイキン）、IFN（interferon：インターフェロン）、TNF（tumor necrosis factor：腫瘍壊死因子）などの各種サイトカインが受容体に結合した際に、細胞内へのシグナル伝達を担うタンパク質です。JAK1、2、3、TYK2（tyrosine kinase 2：チロシンキナーゼ2）の4種類があり、まとめてJAKファミリーと呼ばれています。ちなみにJAKは、キナーゼ活性を有するキナーゼドメインと、キナーゼ活性を有さない機能制御部位であるシュードキナーゼドメインの2つから成り立っていることから、2つの顔を持つ古代ローマ神のヤヌスに因んで命名されたと言われています。

◯ 作用機序

炎症の主体となるT細胞に発現している$\alpha_4\beta_7$インテグリン/$\alpha_4\beta_1$インテグリンが、血管内皮細胞上にあるMAdCAM-1[注]/VCAM-1[注]と結合することで接着が起こり、消化管内に浸潤します。カログラの活性代謝物であるカロテグラストがこれらインテグリンを選択的に阻害することで、T細胞の接着・浸潤を防ぎ、消化管の炎症を抑えると考えられています（図 19-1）。

なお、$\alpha_4\beta_1$インテグリンを阻害すると、中枢神経系の免疫が低下することによって体内に潜伏しているJCウイルスが再活性化し、進行性多巣性白質脳症（PML[注]）の発現リスクが高まります。カログラではPMLの報告はないものの、同様の作用機序を有するタイサブリ点滴静注（一般名：ナタリズマブ）では、長期投与（特に2年を超える治療）によってPMLの発現が報告されています。そのため、カログラの投与期間は6か月までとされています。

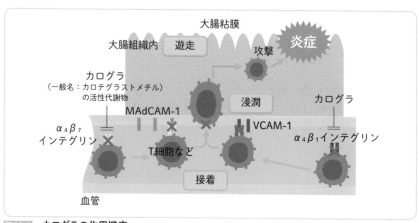

図 19-1 カログラの作用機序

◯ 類薬との比較

中等症の左側大腸炎型・全大腸炎型の潰瘍性大腸炎で5-ASA製剤による寛解導入

注 MAdCAM-1 mucosal addressin cell adhesion molecule-1：粘膜アドレシン細胞接着分子-1

注 VCAM-1 vascular cell adhesion molecule-1：血管細胞接着分子-1

注 PML（progressive multifocal leukoen-cephalopathy：進行性多巣性白質脳症） 中枢神経系の致死的な日和見感染症で、初期症状としては麻痺や認知機能障害などが一般的です。原因となるJC（john cunningham）ウイルスは多くの人に潜伏感染していますが、通常は免疫機能が正常に働くことでその活性が抑えられています。

療法が効果不十分な場合、これまではプレドニン錠を使用していましたが、カログラも新たな選択肢に加わりました。いずれも長期投与には不向きのため、寛解維持療法には使用できません。**表19-2**に基本的な特徴などをまとめました。**使い分けのポイントは、「用法」「副作用」です。**

　用法について、プレドニン錠は1日2回の服用[注]で、1回あたりの錠剤数は3～4錠です。一方、カログラは1日3回の服用で、1回あたりの錠剤数は8錠とかなり多い印象を受けます。寛解導入療法では服薬アドヒアランスが重要なため、負担になるようならプレドニン錠の方が適しているかもしれません。また、プレドニン錠で効果があった場合には漸次減量が必要ですが、カログラは漸次減量が不要です。

表19-2　プレドニン錠とカログラ錠の比較表

製品名	プレドニン錠 5 mg		カログラ錠 120 mg
一般名	プレドニゾロン		カロテグラストメチル
用法・用量 （成人の潰瘍性大腸炎）[1,3]	1日30～40 mgの経口投与 （多くの場合、1日2回朝・昼または朝・夕投与）		1回960 mg（8錠）を 1日3回食後経口投与
寛解導入療法[1]	○		○
	対象	・病型：左側大腸炎型・全大腸炎型 ・重症度：中等症 ・5-ASA製剤で不応・炎症反応が強い ・小児：○	・病型：左側大腸炎型・全大腸炎型 ・重症度：中等症 ・5-ASA製剤で不応・不耐 ・小児：×
	効果判定	概ね2週	8週
	漸次減量	効果ありなら20 mgまで漸次減量し、以後は2週毎に5 mg程度ずつ減量	不要
	投与期間	**3か月を目途**	**6か月（PML発現リスク低減のため）**
寛解維持療法	×		×
禁忌 （過敏症の既往歴以外）	・ミニリンメルトOD錠25 μg/50 μg （一般名：デスモプレシン）を投与中		・妊婦または妊娠している可能性のある女性 ・重度の肝機能障害 （Child-Pugh分類C）
特徴的な副作用	月経異常、食欲不振、食欲亢進、不眠、満月様顔貌（ムーンフェイス）、血圧上昇、にきび、多毛、脱毛、感染症、消化性潰瘍、白内障、緑内障、骨粗鬆症など		上咽頭炎、上気道の炎症、関節痛、悪心、腹部不快感、頭痛、肝機能異常など

[注] ステロイド薬の服用方法　内因性ステロイドの分泌量は朝（起床後付近）に最も多く、その後、昼から夕方にかけて減少します。内因性ステロイドの分泌に合わせてステロイド薬を服用することで、副作用の軽減が期待できます。そのため、1日2回の場合、朝・昼で処方されることが多いですが、潰瘍性大腸炎では早朝（起床前）に症状が強く現れることもあるため、朝・夕で処方されることもあります。

そのため、カログラは副作用が特に問題なければ同一の用法・用量で治療が継続できるといったメリットがあります。

　副作用について、プレドニン錠は特徴的かつ自覚症状のある副作用が目立ちます。そのため、併存疾患のある患者や、自覚症状を嫌がる患者に対してはカログラの方が適しているのではないでしょうか。

　カログラはステロイド薬の治療歴の有無にかかわらず治療効果が示されている[4]ため、**副作用によりステロイドが使用できなかった患者**や、これまで**ステロイドの使用を避けて早期の段階で生物学的製剤などを使用していた患者**に対しても中等症の段階から使用できる新たな治療選択肢になり得ると考えられます。ただし、カログラは小児の適応は有していませんので注意が必要です。

　補足として、2023年6月には軽症～中等症の潰瘍性大腸炎に使用する初の経口ブデソニドのコレチメント錠が承認されています（表19-3）。MMX（Multi Matrix）構造を有しているため、大腸で選択的に作用するように工夫された薬剤です。また、肝初回通過効果によってほとんどが代謝されるため、全身性の副作用が少なく、局所でのみ作用するといった特徴があります。レクタブルと同様、軽症から使用可能なため、プレドニン錠やカログラよりも前段階で使用されると想定されます。

表19-3　レクタブルとコレチメントの比較表

製品名	レクタブル2mg注腸フォーム14回	コレチメント錠9mg
一般名	ブデソニド	ブデソニド
用法・用量	1回あたり1プッシュ（ブデソニドとして2mg）、1日2回直腸内に噴射	9mgを1日1回朝経口投与
製剤特徴	1回のプッシュでブデソニドを**直腸からS状結腸に到達させる**注腸フォーム剤	MMXを用いたDDS製剤で、**大腸全体に選択的かつ局所的に**作用する
寛解導入療法	○	○
対象 病型	左側大腸炎型・全大腸炎型で左側の炎症が強い場合、および**直腸炎型**	左側大腸炎型・全大腸炎型
対象 重症度	軽症～中等症	軽症～中等症
対象 小児	×	×
効果判定	6週	8週
主な副作用	血中コルチゾール減少（41.1%）、血中コルチコトロピン減少（35.4%）	潰瘍性大腸炎増悪（2～5%未満）

注 OATP　organic anion transporting polypeptide：有機アニオン輸送ポリペプチド

処方鑑査のポイント

カログラは主に肝臓のCYP3A4で代謝されるため、CYP3A4の基質薬剤（例：ミダゾラム、アトルバスタチンなど）や、肝取り込みトランスポーター（OATP1B1およびOATP1B3[注]）阻害作用を有する薬剤（例：リファンピシンなど）とは併用注意に該当します。併用禁忌は特にありませんが、重度の肝機能障害のある患者は禁忌に該当します。

この他、カログラは投与期間に注意する必要があります。治療を開始し、治療効果判定の目安は8週とされているため、この前後で治療薬変更の有無や継続の必要性の判断が必要です。また、PMLの発現リスクを低減するため、1回あたりの投与期間は最長で6か月までとされています。カログラを再投与する場合、投与終了から8週以上の休薬期間が必要です。これは、類薬のタイサブリ点滴静注の報告において、血中より消失してから脳脊髄液中の免疫状態が回復するまで2か月を要したことから8週と設定されています[5]。

服薬指導のポイント

カログラを見てまず驚くのは、錠剤の大きさです（長径：約17 mm、短径：約7.5 mm、厚さ：約5.9 mm）。想像できると思いますが、コロネル錠（一般名：ポリカルボフィル）500 mgとほぼ同じくらいの大きさです。さらに、服用量は1回960 mg（8錠）のため、服薬が大変なのは言うまでもありません。1シートは8錠で、8錠を一気に飲もうとする患者さんはいないと思いますが、少しずつ分けて服用するよう伝えましょう。また、大きな錠剤やカプセル剤の場合、つい顎をグッと上げて飲み込んでしまいがちですが、これは間違いです。顎を軽く引き気味にして飲み込んだ方が、咽頭から食道が真っすぐになるため、咽頭に引っ掛かる可能性が低くなります。なかなかここまで踏み込んだ指導をすることは少ないかもしれませんが、ぜひ説明してみてください。

カログラは食事の影響を受けるので、服用タイミングの指導は必須です。服用時点は「食後」で、空腹時に服用するとC_{max}および$AUC_{0-\infty}$ともに上昇する可能性があります（副作用増強の可能性）。朝食を摂らない患者さんもしばしばいらっしゃるため、朝食を摂る習慣があるかどうかは、必ず確認しましょう。

その他では、妊娠可能な女性には、本剤投与中および投与終了後一定期間（3日間）は適切な避妊を行うよう指導することとされています。エンレスト

の項（→P.66）でも書きましたが、薬局のカウンターで避妊の必要性を説明するにはなかなか難しいものです。薬剤情報カードを指差しする程度で良いと思われます。

　取り扱い上の注意点としては、「アルミピロー包装開封後は湿気を避けて保存し、服用直前までPTPシートから取り出さないこと」とされています。一包化不可なのはもちろんですが、中には自分で錠剤を取り出して保管する患者さんもいますので、服用直前にPTPシートから出すように指導しましょう。

　なお、カログラには1回あたりの投与期間が最大6か月という縛りがあります。そのため、「カログラ錠投与期間管理支援システム」が用意されていて、患者情報を登録すると、登録終了日が近付いたときに薬局にメールが届きます。システムへの登録には、簡単なe-ラーニングが必要です。システムに登録しなくても調剤は可能ですが、患者さんの安全のためにぜひ登録しましょう。通常、カログラを処方した際は、医師は患者さんに「CAROGRA Card」を渡し、薬局ではカードを確認する必要があります。もし、カードをもらっていない場合は、薬剤師が患者さん情報をシステムに登録し、IDを取得して、患者さんにカードを発行する流れです。

まとめ　　カログラ錠

国内初の経口投与可能な α_4 インテグリン阻害薬で、5-ASA製剤で効果不十分な中等症の潰瘍性大腸炎の新たな治療選択肢となり得る。

経口ステロイド薬（プレドニン錠）と比較して、自覚症状のある副作用が少ない可能性があり、経口ステロイド薬と同列もしくは経口ステロイド薬で効果不十分な場合にも効果が期待されている。

進行性多巣性白質脳症（PML）の発現リスク低下のため、投与期間（1回あたりの投与期間は最大6か月）と、再投与までの休薬期間（8週）には注意が必要。

参考文献

1) 日本消化器病学会. 炎症性腸疾患（IBD）診療ガイドライン2020（改訂第2版）
2) 潰瘍性大腸炎・クローン病診断基準・治療指針 令和4年度　改訂版
3) 薬剤師レジデントマニュアル　第3版
4) カログラ　審査報告書
5) カログラ　投与期間管理支援システムの概要に関して

COLUMN

さくっと理解!

その他の注目新薬【消化器】

オンボー点滴静注 300 mg、皮下注 100 mg オートインジェクタ / シリンジ（一般名：ミリキズマブ）

承認日：2023 年 3 月 27 日

効能・効果：点滴静注：中等症から重症の潰瘍性大腸炎の寛解導入療法（既存治療で効果不十分な場合に限る）、皮下注：中等症から重症の潰瘍性大腸炎の維持療法（既存治療で効果不十分な場合に限る）

ワンポイント：IL-23 の p19 サブユニットを特異的に阻害する生物学的製剤です。乾癬領域（→P.171）では同作用機序の生物学的製剤が使用されていますが、潰瘍性大腸炎では初の作用機序です。潰瘍性大腸炎では 6 製品目の生物学的製剤で、他の生物学的製剤で効果不十分な場合にも治療効果が期待されています。また、QOL に影響を及ぼす症状の 1 つである「便意切迫感」を有意に改善することも報告されています。

表1 潰瘍性大腸炎に使用する生物学的製剤6製品の比較表

製品名（一般名）	剤形	作用機序	自己注射	用法（成人の潰瘍性大腸炎）	小児（潰瘍性大腸炎）	他疾患の適応症
レミケード（インフリキシマブ）	点滴静注用（バイアル）	抗 TNFα 抗体	×	初回、2 週、6 週に投与し、以後 8 週毎	○（6 歳以上）	乾癬、川崎病、ベーチェット病、強直性脊椎炎、クローン病、関節リウマチ
ヒュミラ（アダリムマブ）	皮下注シリンジ/ペン		○	2 週に 1 回または週に 1 回	○（5 歳以上）	乾癬、強直性脊椎炎、ベーチェット病、クローン病、関節リウマチなど
シンポニー（ゴリムマブ）	皮下注シリンジ/オートインジェクター		○	初回、2 週に投与し、以後 4 週毎	×	関節リウマチ
エンタイビオ（ベドリズマブ）	・点滴静注（バイアル）・皮下注シリンジ	抗 $\alpha_4\beta_7$ インテグリン抗体	×	点滴静注：初回、2 週、6 週に投与し、以後 8 週毎　皮下注：点滴静注を 2 回投与して反応があれば、3 回目から皮下注に切り替え、2 週毎	×	クローン病
ステラーラ（ウステキヌマブ）	・点滴静注（バイアル）・皮下注シリンジ	抗IL-12/23p40 サブユニット抗体	×	初回、8 週に投与し、以後 12 週毎	×	クローン病、乾癬
オンボー（ミリキズマブ）	・点滴静注用（バイアル）・皮下注オートインジェクター/シリンジ	抗IL-23p19 サブユニット抗体	×	4 週毎	×	-

軽症の新型コロナウイルス感染症に使用可能な経口の抗ウイルス薬！

20. ゾコーバ錠 125 mg
（一般名：エンシトレルビル）

\ 詳細記事 /

承認日	：2022年11月22日（緊急承認制度）
効能・効果	：SARS-CoV-2による感染症
用法・用量	：通常、12歳以上の小児および成人にはエンシトレルビルとして1日目は375 mgを、2日目から5日目は125 mgを1日1回経口投与する。
主な副作用	：脂質異常、発疹、そう痒、悪心・嘔吐、腹部不快感など

注目度ランク：★★★（2022年承認新薬の記事のうち、WEBサイトへのアクセス数1位）

○ COVID-19の薬物治療についての基礎知識

- 新型コロナウイルス感染症（COVID-19 [注]）は、新型コロナウイルス（SARS-CoV-2 [注]）によって引き起こされます[1]。

- 感染しても2～4割は無症状で、症状があったとしても多くの場合は風邪様症状が現れるのみです。しかしながら、肺炎・呼吸困難・血栓症を現すなど、重症化することもあり、特に高齢者や基礎疾患（例：糖尿病、心不全、COPDなどの呼吸器疾患）を併存している場合、重症化のリスクが高いと言われています。重症化の予防のためにはワクチン接種が重要です。

- 治療は重症度に応じて行われます。酸素飽和度、臨床状態（呼吸器症状、肺炎所見、酸素投与の有無）などによって、軽症・中等症Ⅰ・中等症Ⅱ・重症に分類され、対症療法とともにゾコーバなどの抗ウイルス薬や、中和抗体薬の投与が検討されます。

[注] COVID-19（coronavirus disease 2019：新型コロナウイルス感染症） コロナウイルス感染症と感染者が報告された2019年を組み合わせて命名されました。COVID-19の「CO」は「corona」、「VI」は「virus」、「D」は「disease」を表しています。

[注] SARS-CoV-2（severe acute respiratory syndrome coronavirus 2：重症急性呼吸器症候群コロナウイルス2）通称、「新型コロナウイルス」と呼ばれています。

作用機序

　抗ウイルス薬は、SARS-CoV-2の増殖過程におけるRNAポリメラーゼを阻害するベクルリー（一般名：レムデシビル）やラゲブリオ（一般名：モルヌピラビル）、3CLプロテアーゼを阻害するゾコーバやパキロビッド（一般名：ニルマトレルビル/リトナビル）があります（図20-1）。

　中和抗体薬は、SARS-CoV-2の膜に存在するスパイクタンパク質と結合することでヒトの粘膜上皮細胞への吸着を抑制するとともに、直接的な中和作用も有しています。中和抗体薬にはロナプリーブ（一般名：カシリビマブ/イムデビマブ）、ゼビュディ（一般名：ソトロビマブ）、エバシェルド（一般名：チキサゲビマブ/シルガビマブ）がありますが、いずれも2022〜2023年頃に流行したオミクロン株BA.5系統やXBB系統に対しては中和活性が著しく低下することが報告されています。

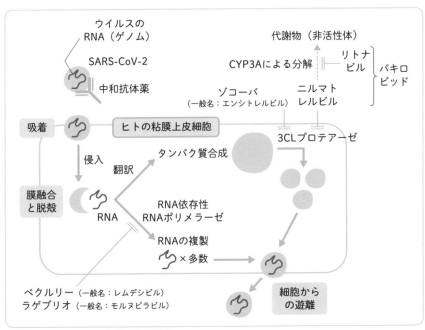

図 20-1　**COVID-19治療薬の作用機序**

類薬との比較

　現在、承認されている経口の抗ウイルス薬は3製品ありますが、作用機序や位置付けが異なっています。表20-1に特徴などをまとめました[1,2]。**使い分けのポイントは「治療対象者」「相互作用」「有効性」です。**

表 20-1　COVID-19に対する経口の抗ウイルス薬3製品の比較表

製品名	ラゲブリオ カプセル 200 mg	パキロビッドパック 600/300	ゾコーバ錠 125 mg
一般名	モルヌピラビル	ニルマトレルビル/リトナビル	エンシトレルビル
作用機序	RNA ポリメラーゼ阻害	3CL プロテアーゼ阻害（ニルマトレルビル）、ニルマトレルビルの分解抑制（リトナビル）	3CL プロテアーゼ阻害
承認制度	特例承認制度		緊急承認制度
効能・効果	SARS-CoV-2 による感染症		
治療対象者 [1,2]	重症化因子[※1]を有する軽症〜中等症 I		高熱または咳嗽・咽頭痛などの症状が強い軽症〜中等症 I
発症から使用までの推奨日数 [1,2]	5 日以内		3 日以内
用法・用量	1 回 800 mg を1 日 2 回、5 日間経口投与	ニルマトレルビル1 回 300 mg/リトナビル1 回 100 mg を同時に1 日 2 回、5 日間経口投与（600 パックを使用）	1 日目は 375 mg を、2 日目から 5 日目は 125 mg を1 日 1 回経口投与
対象年齢	18 歳以上	成人および、12 歳以上かつ体重 40 kg 以上の小児	12 歳以上
腎機能による調節	-	・中等度腎機能障害（eGFR 30〜60 mL/分）：300 パックを使用 ・重度腎機能障害（eGFR 30 mL/分未満）：投与非推奨	-
妊婦・授乳婦への投与	×（禁忌）＊服用後 4 日間の避妊推奨	有益性投与	×（禁忌）＊服用後 2 週間の避妊推奨
併用禁忌	-	43 項目	35 項目
入院 or 死亡の相対リスク減少率[※2]	30%	89%	No data

※1　重症化因子[1,2]：ラゲブリオとパキロビッドで若干異なるものの、主には次のものが挙げられている。高齢（60歳以上）、BMI25 〜 30 kg/m² 超、喫煙者、免疫抑制疾患、慢性肺疾患、高血圧、心血管疾患、糖尿病、活動性のがん、慢性腎臓病、神経発達障害、ダウン症、コントロール不良のHIV 感染症およびAIDS、重度の肝臓疾患、臓器移植・骨髄移植・幹細胞移植後など

※2　薬剤間で直接比較できるものではないこと、開発時点の流行株に対する評価であることに注意[2]

軽症の場合、自然に軽快することが多い[1]ため、基本的には無治療もしくは対症療法のみです。3製品はいずれも「軽症〜中等症Ⅰ」に使用できますが、ラゲブリオとパキロビッドは**重症化因子を有する**場合に投与が検討されます。一方、ゾコーバは**重症化因子の有無にかかわらず**軽症から使用でき、特に高熱または咳嗽・咽頭痛などの症状が強い場合に投与が検討されます。その他、対象年齢や妊婦・授乳婦への投与についても差があります。

　相互作用について、ラゲブリオは併用禁忌がないため使いやすい一方で、パキロビッドとゾコーバは併用禁忌が多数設定されています。パキロビッドとゾコーバはいずれも肝臓のCYP3Aで代謝され、強いCYP3A阻害作用を有するためです。

　有効性について、ラゲブリオとパキロビッドは重症化因子を有する軽症〜中等症Ⅰの患者を対象とした臨床試験において、それぞれ入院・死亡のリスクを軽減することが報告されています。直接比較はできないものの、そのリスク低減率はラゲブリオで30％、パキロビッドで89％でした。一方、ゾコーバは重症化因子の有無にかかわらず軽症〜中等症Ⅰの患者を対象に実施された国際共同第Ⅱ/Ⅲ相試験において、第Ⅲ相パートの主要評価項目である「5症状（①倦怠感または疲労感、②熱っぽさまたは発熱、③鼻水または鼻づまり、④のどの痛み、⑤咳）が快復するまでの時間」を有意に短縮しました（プラセボ群：192.2時間、ゾコーバ群：167.9時間）[3]。入院や死亡のリスク低減効果は不明のため、今後の報告が待たれるところです。なお、ゾコーバは国内初の「緊急承認制度」によって承認されています。これは緊急時における迅速な薬事承認のために導入された制度で、代替性などのいくつかの要件のもと、探索的な臨床試験（後期第Ⅱ相試験など）で"有効性が推定"できれば承認可能です。ただし、承認後も副作用などの情報を収集し、2年以内に有効性を確認の上、再度承認申請することとされています。

　以上より、**ゾコーバは軽症で症状の強い（例：呼吸器症状はないものの、高熱、強い咳症状、強い咽頭痛などがある）**場合に使用が見込まれていますが、**有効性が限定的**であることから、**適切な対象に適正に使用されることが望ましい**と考えます。

○ 処方鑑査のポイント

　最も注意すべきは併用禁忌です。非常に数が多いため、添付文書の確認はもちろんのこと、製薬メーカーのWEBサイトにて「薬物相互作用検索」が利用可能なので、必ず確認するようにしましょう。また、コルヒチンは併用注意に該当しますが、腎・肝機能障害のある患者でコルヒチンを投与中の場合は禁忌に該当するため、こちらも注意が必要です。

　また、妊婦または妊娠している可能性のある女性にも投与禁忌です。ゾコーバ

投与後に妊娠が判明した例が数件あったため、厚生労働省から注意喚起が発出されています。製薬メーカーより「事前チェックリスト」が用意されていますので、薬局側でのダブルチェックも大切です。

服薬指導のポイント

　まず、ゾコーバの用法は1日目に1回3錠（375 mg）、2〜5日目には1回1錠（125 mg）です。用量を間違うと治療効果に影響が出かねないため間違えないように伝え、加えて症状が良くなった場合でも必ず5日間は飲み切るように指導しましょう。また、本剤の有効性は症状発現から3日目までに投与が開始された患者さんにおいて推定されており、遅くても症状発現から72時間以内の初回投与が推奨されています[2]。食事の有無にかかわらず服用できるため、できるだけ早めの服用が望ましいことには留意しておきましょう。

　併用禁忌薬が多数あることから現在使用中の薬を全て伝えてもらうのはもちろんですが、もし本剤使用中に新たに薬を服用する場合にも必ず医師や薬剤師に確認してもらうよう指導する必要があります。セントジョーンズワートも禁忌となるため、サプリメントやハーブティーなども成分が分からないものは飲まないように伝えるべきでしょう。

　また、前述のようにゾコーバは妊婦または妊娠している可能性のある女性には禁忌であり、服用中〜服用終了後2週間は適切な避妊を行うことが求められます。また、動物実験にて本剤の乳汁中への移行が確認されたことから、授乳中の場合は授乳を避けることとされています。患者説明用の資材や事前チェックリストを用いて一緒に確認できると良いでしょう。なお、2週間というのは健康成人女性を対象とした試験における、本剤の半減期の中央値（51.4時間）と最大値（66.4時間）の約5倍というのが基になっています[4]。服用終了後2週間程度は体の中に残っている可能性があるからと、根拠も併せて伝えられると良いかもしれません。

　今までに自覚症状のある副作用として発疹、そう痒、悪心・嘔吐、下痢、腹部不快感、腹痛などが報告されています。しかし、まだ知られていない副作用が発生する可能性は十分あるため、何か異常を感じた場合はすぐ医療機関に連絡するように伝えましょう。

まとめ ゾコーバ錠

- 軽症のCOVID-19に使用可能な経口の抗ウイルス薬で、3CLプロテアーゼを阻害する。
- 発症から3日以内に服用を開始し、5日間経口投与する。
- 禁忌・併用禁忌が多数あり、妊婦または妊娠している可能性のある女性は禁忌に該当するため、事前に確認する必要がある。

参考文献

1) 診療の手引き検討委員会. 新型コロナウイルス感染症（COVID-19）診療の手引き 第10.0版. 2023
2) 日本感染症学会. COVID-19に対する薬物治療の考え方 第15.1版. 2023
3) ゾコーバ 審査報告書
4) ゾコーバ インタビューフォーム

その他の注目新薬【感染症】

1. **ボカブリア錠** 30 mg（一般名：カボテグラビル）
2. **ボカブリア水懸筋注** 400 mg/600 mg（一般名：カボテグラビル）
3. **リカムビス水懸筋注** 600 mg/900 mg（一般名：リルピビリン）

| 承認日 | ：2022 年 6 月 1 日 |

効能・効果：HIV-1 感染症

ワンポイント：HIV [注] 感染症治療は、経口薬 2～3 剤による連日投与が基本です。近年では、HIV 治療薬の進歩に伴い、経口薬の内服を継続することで 90％以上の HIV 感染症患者はウイルス学的抑制を達成しています。しかしながら、治療期間は一生涯であり、副作用の軽減や内服の利便性改善など、QOL の向上も考慮する必要があります。ボカブリアとリカムビスの併用療法は、HIV 感染症治療薬では初の持続性注射剤による治療が可能で、1 か月または 2 か月間隔の筋注で効果が持続します。ただし、初回治療としては使用できず、「既存の HIV 感染症治療薬で 6 か月以上、ウイルス学的抑制が得られている」場合に切り替えて使用します。切り替える際には、まずはボカブリア錠 30 mg とエジュラント錠 25 mg（一般名：リルピビリン）による併用療法を 1 か月（少なくとも 28 日）継続します。なお、ボカブリア錠は食事の制限がありませんが、エジュラント錠は食事中または食直後に経口投与するため、エジュラント錠と同タイミングでボカブリア錠を内服します。両経口薬による 1 か月の治療期間において忍容性が認められた場合、ボカブリア水懸筋注とリカムビス水懸筋注による併用療法に切り替えます。ボカブリアはインテグラーゼ阻害薬（INSTI [注]）、リカムビスは非核酸系逆転写酵素阻害薬（NNRTI [注]）に分類されています。抗 HIV 治療ガイドライン（2023 年 3 月）では、ウイルス学的抑制が長期に安定して得られている場合、両薬剤への切り替えが「推奨の強さ：A、推奨のエビデンスの質：I」として推奨されています。

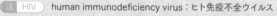

注 HIV　human immunodeficiency virus：ヒト免疫不全ウイルス
注 INSTI　integrase strand transfer inhibitor：インテグラーゼ阻害薬
注 NNRTI　non-nucleoside reverse transcriptase inhibitor：非核酸系逆転写酵素阻害薬

関節リウマチでは初の皮下注メトトレキサート製剤！　自己注射も可能

21. メトジェクト皮下注シリンジ 7.5 mg/10 mg/12.5 mg/15 mg

（一般名：メトトレキサート）

承認日	：2022 年 9 月 26 日
効能・効果	：関節リウマチ
用法・用量	：通常、成人にはメトトレキサートとして 7.5 mg を週に 1 回皮下注射する。なお、患者の状態、忍容性などに応じて適宜増量できるが、15 mg を超えないこと。
主な副作用	：悪心、口内炎、肝機能障害、注射部位そう痒感、白血球減少など

＼詳細記事／

注目度ランク：★☆☆（2022 年承認新薬の記事のうち、WEB サイトへのアクセス数 12 位）

○ 関節リウマチの薬物治療の基礎知識

- 関節リウマチは早期に薬物治療を行うことで、症状進行・関節破壊をできるだけ抑制し、QOL を改善・維持することが大切です。

- 薬物治療の中心は、抗リウマチ薬（DMARD [注]）で、メトジェクトやリウマトレックスに代表されるメトトレキサート（MTX [注]）を含む従来型 DMARD（csDMARD [注]）、経口 JAK 阻害薬（→P.119）などの分子標的型 DMARD（tsDMARD [注]）、抗 TNFα 抗体薬（→P.139）などの生物学的製剤（bDMARD [注]）があります [1]。

- 進行度に応じてフェーズⅠ～Ⅲがあり、フェーズⅠでは禁忌などに該当しない場合、MTX が推奨されています。MTX で効果不十分な場合、MTX の増量を検討する他、csDMARD との併用も考慮します。フェーズⅡでは MTX 併用・非併用において、bDMARD（MTX 非併用では抗 IL-6 受容体抗体が推奨）と JAK 阻害

[注] DMARD disease modifying anti rheumatic drug：疾患修飾性抗リウマチ薬
[注] MTX methotrexate：メトトレキサート
[注] csDMARD conventional synthetic DMARD：従来型合成疾患修飾性抗リウマチ薬
[注] tsDMARD targeted synthetic DMARD：分子標的型合成疾患修飾性抗リウマチ薬
[注] bDMARD biological DMARD：生物学的疾患修飾性抗リウマチ薬（生物学的製剤）

薬が同列で推奨されています。フェーズⅢでは、フェーズⅡで使用しなかったbDMARDまたはJAK阻害薬に変更します[1]。

- その他、補助的治療として、適宜NSAIDs、ステロイド薬、抗RANKL抗体薬（→P.99）のプラリア（一般名：デノスマブ）などを併用します。

作用機序

関節リウマチは自己免疫疾患のため、各種免疫細胞が活性化している状態です。メトジェクトは、核酸合成過程に必要なジヒドロ葉酸還元酵素を阻害することで、免疫細胞の増殖を抑制すると考えられています（図21-1）。その他にも、抗炎症作用や関節破壊抑制作用なども有することが示唆されています。

なお、正常細胞の核酸合成も抑制するため、代表的な副作用として肝機能障害、消化器症状（悪心・嘔吐）、口内炎があります。副作用の予防目的のため、MTXの開始用量にかかわらずフォリアミン（一般名：葉酸）の投与が全例で推奨されています。症状を伴う血球減少症のような重篤な副作用の発現時には、ただちにMTXを中止し、活性型葉酸製剤のロイコボリン（一般名：ホリナート）を投与します[2]。

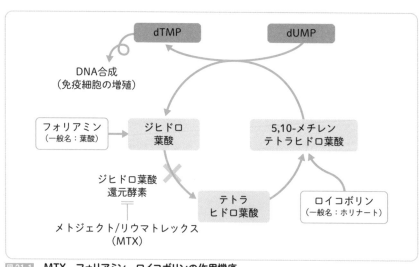

図21-1 MTX、フォリアミン、ロイコボリンの作用機序

類薬との比較

現在、関節リウマチに使用するMTXはリウマトレックスとメトジェクトがあります。リウマトレックスは用法・用量が煩雑なため、誤って連日服用してしまっ

たことによる健康被害がしばしば報告されていました。そのため、厚生労働省から誤投与（過剰投与）に関する注意喚起が何度も発出されています（図21-2）。そこで、服薬アドヒアランスの向上と投与の簡便さを目的としてメトジェクトが開発されました。

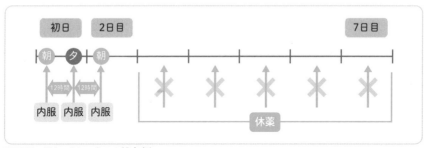

図21-2　リウマトレックスの投与例
日本医療機能評価機構. 抗リウマチ剤（メトトレキサート）の過剰投与に伴う骨髄抑制. 2007.
https://www.med-safe.jp/pdf/med-safe_2.pdfより作成

表21-1に基本的な情報をまとめました。**使い分けのポイントは、「投与経路（用法）」「用量」「副作用」です。**

用法について、リウマトレックスは経口投与、メトジェクトは皮下投与のため、患者の好みやアドヒアランスを考慮した選択が可能です。国内で実施されたアンケート調査（n=165）によると、リウマトレックスの服薬アドヒアランスが高く維持できた割合は27.9％という結果でした[3]。裏を返せば、多くの患者において、**リウマトレックスの服薬アドヒアランスが十分ではない**ということです。特に認知機能が低下している場合、前述のようにリウマトレックスでは過剰投与の恐れがありますので、メトジェクトの方が適しているでしょう。

高齢者や副作用の発現リスクが高い患者（例：腎機能低下、低体重）にMTXを投与する場合、4～6 mg/週から投与を開始します[2]。この場合、メトジェクトの最小用量は7.5 mg（リウマトレックス6 mgに相当）ですので、より少量から投与したい場合には適しません。逆に通常用量のMTX（6～8 mg/週）で治療を開始し、効果不十分で増量が必要な場合、リウマトレックスでは副作用の問題からなかなか増量が困難です。この場合、副作用がより軽減されているメトジェクトの方が適していると考えられます。

メトジェクトの副作用については、リウマトレックスとメトジェクトを直接比較した国内第Ⅲ相試験（MC-MTX.17/RA試験）[4]が参考になるでしょう。本試験では有効性は同程度で、全体的な副作用や悪心などの消化器症状はメトジェクトの方が低かったと報告されています。

表 21-1　関節リウマチに使用するMTXの比較表

製品名	リウマトレックスカプセル 2 mg	メトジェクト皮下注 7.5 mg/10 mg/12.5 mg/ 15 mg シリンジ
一般名	メトトレキサート	メトトレキサート
効能・効果	・関節リウマチ ・局所療法で効果不十分な尋常性乾癬 ・関節症性乾癬、膿疱性乾癬、乾癬性紅皮症 ・関節症状を伴う若年性特発性関節炎	・関節リウマチ
用法・用量 （関節リウマチ）	1 週あたり 6 mg を 1 回もしくは初日から 2 日目にかけて 12 時間間隔で 2〜3 回に分けて経口投与	7.5 mg を週に 1 回皮下注射
最大量	16 mg/週	15 mg/週
増量[2]	2〜4 週毎に週 2〜4 mg ずつ	4 週を目安に 2.5 mg ずつ
減量	可（2 mg/週から使用可）	不可
在宅自己注射	-	○
小児	○	×
妊婦	×（禁忌）	×（禁忌）
授乳婦	×（禁忌）	△（授乳を避けること）
有効性[※1 4]	51.0%	59.6%
副作用[※2 4]	34.0%	25.0%
消化器症状	22.0%	7.7%
感染症・寄生虫症	4.0%	7.7%
白血球減少症	4.0%	-
注射部位そう痒感	-	1.9%
肝機能異常	2.0%	-

※1　12週時におけるACR20%改善率：米国リウマチ学会（ACR：american college of rheumatology）の関節リウマチの診断基準で、20%以上改善した割合
※2　リウマトレックスは8 mg/週、メトジェクトは7.5 mg/週を投与した際の副作用発現率

　以上よりメトジェクトは、**リウマトレックスのアドヒアランス低下や過剰投与が危惧される場合**や、**リウマトレックスの副作用で治療継続が困難な場合**に適していると考えられます。なお、オートインジェクター製剤も承認申請中とのことです。

○ 処方鑑査のポイント

　リウマトレックスからメトジェクトに切り替えるケースがしばしばあるため、対応する用量を確認しておくと良いでしょう（表21-2）。増量する場合は 4 週を目安

に判定し、2.5 mgずつの幅で増量します。

表21-2　リウマトレックスから切り替える場合のメトジェクトの初回用量

リウマトレックスの投与量（/週）	メトジェクトの初回用量
6 mg	7.5 mg
8 または 10 mg	7.5 または 10 mg
12〜16 mg	10 または 12.5 mg

　メトジェクトは、妊婦、重症感染症、重大または高度の血液・リンパ系・肝・腎・呼吸器障害や大量の胸水・腹水を有する患者には投与禁忌です[2]。

　併用禁忌はありませんが、NSAIDs、スルホンアミド系薬剤、プロベネシド、シプロフロキサシン、プロトンポンプ阻害薬などはメトジェクトの副作用が増強されることがあるため、併用注意に該当します。特にNSAIDsは関節リウマチによく使用されますが、漫然と使用すると腎機能障害などのリスクもあるため、ガイドライン[1]では「疼痛緩和目的に必要最小量で短期間の投与が望ましい」とされています。併用薬の有無やNSAIDsの処方歴の確認も大切です。

　また、副作用軽減のためにフォリアミンの併用が全例で推奨されていて、メトジェクトの皮下投与から24〜48時間後に5mg/週の用量で経口投与します。

服薬指導のポイント

　本剤の自己注射は十分な教育訓練を実施した後、投与による危険性と対処法について患者さんが理解し、患者さん自ら確実に注射できることを確認した上で実施できると添付文書には記載されています。現時点では自己注射による有効性や安全性への影響は特に認められていない[5]ようですが、本剤は他の自己注射可能な製剤で採用されているオートインジェクターなどではなく、針がむき出しの注射器なので、最初は戸惑う患者さんもいるかもしれません。「メトラック」と呼ばれる補助具が提供されているため、必要に応じて活用すると良いでしょう。用法はリウマトレックスほど煩雑ではありませんが、「週に1回の投与」という点については誤用や過量投与による健康被害を防ぐためにもきちんと説明する必要があります。

　また、添付文書には「警告」として、投与に際しては副作用の発現の可能性について患者さんに十分理解させ、**発熱、咳嗽・呼吸困難などの呼吸器症状、口内炎、倦怠感などの症状**が認められた場合には、直ちに連絡するよう

注意を与えることと記載されています。リウマトレックスよりも消化器症状などの副作用は少ないことが期待されていますが、敗血症などの感染症、間質性肺疾患（MTX肺炎）、骨髄抑制などの重篤な副作用は致死的となり得るため、予防または早期発見・対応のために前述のような初期症状を説明し、継続中も繰り返し指導する必要があります。

例えばMTX肺炎は投与開始後2〜3年以内に発生することが多いとされますが、投与期間にかかわらず発生する可能性はあるため、投与中は常に気を付ける必要があります [2]。製薬メーカーが作成している患者指導箋などを活用し、該当の症状や普段とは違う症状の発生があれば病院に連絡するように説明しましょう。

加えて、本剤には併用により副作用が増強される薬剤（NSAIDsなど）があるため、そういった薬剤の併用時にはさらに注意する必要があります。患者さんにも他院を受診する際には、本剤を使用していることを伝えてもらうようにしましょう。

また、ワクチン由来の感染を増強・持続させる恐れがあるため、生ワクチンの接種は避けることとされています。一方で、インフルエンザなど生ワクチン以外のワクチン接種は投与中の感染症の予防、重症化抑制のためにも積極的に勧めると良いでしょう。

 まとめ　　メトジェクト皮下注

- 関節リウマチでは初の皮下注メトトレキサート製剤で、在宅自己注射も可能。
- リウマトレックスと比較して、アドヒアランスの向上と副作用の軽減が期待されている。

参考文献

1) 日本リウマチ学会. 関節リウマチ診療ガイドライン2020
2) 日本リウマチ学会. メトトレキサート（MTX）使用と診療の手引き2023年版【簡易版】
3) Yajima N, et al. BMC Rheumatol. 2022; 6: 75. PMID: 36527156
4) メトジェクト　インタビューフォーム
5) メトジェクト　審査報告書

その他の注目新薬【免疫】

ナノゾラ皮下注 30 mg シリンジ / オートインジェクター
（一般名：オゾラリズマブ）

承認日	2022 年 9 月 26 日
効能・効果	既存治療で効果不十分な関節リウマチ
ワンポイント	ラクダ科の一部の動物が産生する重鎖のみで構成された抗体（ナノボディ）を使用した生物学的製剤（bDMARD）です。通常のヒト抗体よりも分子量が小さいため、炎症組織への集積性の向上が期待されています。作用機序は抗 TNFα 抗体薬と同様です。TNFα の他、ヒト血清アルブミンとも結合できるため、長時間血中に滞留することが可能です。

関節リウマチでは 9 製品目の bDMARD（抗 TNFα 抗体薬としては 6 製品目）のため、今後の使い分けが期待されます。

表1 関節リウマチに使用する生物学的製剤（bDMARD）9 製品の比較表

製品名 （一般名）	剤形	作用機序	自己注射	用法 （関節リウマチ）	他疾患の適応症
レミケード（インフリキシマブ）	点滴静注用（バイアル）	抗TNFα抗体	×	初回、2 週、6 週に投与し、以後 8 週（最短で 4 週）毎	乾癬、ベーチェット病、強直性脊椎炎、川崎病、クローン病、潰瘍性大腸炎
エンブレル（エタネルセプト）	皮下注シリンジ/ペン/クリックワイズ用/バイアル		○	週に 1 回または週に 2 回	若年性特発性関節炎
ヒュミラ（アダリムマブ）	皮下注シリンジ/ペン		○	2 週毎	乾癬、強直性脊椎炎、ベーチェット病、クローン病、潰瘍性大腸炎など
シンポニー（ゴリムマブ）	皮下注シリンジ/オートインジェクター		○	4 週毎	潰瘍性大腸炎
シムジア（セルトリズマブペゴル）	皮下注シリンジ/オートクリックス		○	初回、2 週、4 週に投与し、以後 2 週（または 4 週）毎	乾癬
ナノゾラ（オゾラリズマブ）	皮下注シリンジ/オートインジェクター		○	4 週毎	-
アクテムラ（トシリズマブ）	・点滴静注用（バイアル）・皮下注シリンジ/オートインジェクター	抗 IL-6 受容体抗体	○	点滴：4 週毎 皮下注：1 週または 2 週毎	若年性特発性関節炎、成人スチル病、キャッスルマン病、SARS-CoV-2 による肺炎、悪性腫瘍治療に伴うサイトカイン放出症候群など
ケブザラ（サリルマブ）	皮下注シリンジ/オートインジェクター		○	2 週毎	-
オレンシア（アバタセプト）	・点滴静注用（バイアル）・皮下注シリンジ/オートインジェクター	抗 CD 80/86 抗体	○	点滴：初回、2 週、4 週に投与し、以後 4 週毎 皮下注：週に 1 回	若年性特発性関節炎

アトピー性皮膚炎で初の外用 PDE4 阻害薬で、塗布量に上限がない

22. モイゼルト軟膏 0.3%/1%
（一般名：ジファミラスト）

承認日：2021 年 9 月 27 日

効能・効果：アトピー性皮膚炎

用法・用量：通常、成人には 1% 製剤を 1 日 2 回、適量を患部に塗布する。
通常、小児には 0.3% 製剤を 1 日 2 回、適量を患部に塗布する。症状に応じて、1% 製剤を 1 日 2 回、適量を患部に塗布することができる。

主な副作用：色素沈着障害、毛包炎、そう痒症など

\ 詳細記事 /

注目度ランク： ★☆☆ （2021 年承認新薬の記事のうち、WEB サイトへのアクセス数 11 位）

○ アトピー性皮膚炎の薬物治療の基礎知識

- アトピー性皮膚炎の治療の最終目標は、症状がないか、あっても軽微で日常生活に支障がなく、薬物療法もあまり必要としない状態に到達し、それを維持することとされています[1]。

- 薬物療法の中心はステロイド外用薬などの抗炎症外用薬です。痒みや炎症を速やかに軽減する「寛解導入療法」と、寛解状態を維持するための「寛解維持療法」があります。

- ステロイド外用薬は寛解導入療法の中心的薬剤で、炎症の重症度に応じてウィーク・ミディアム・ストロング・ベリーストロング・ストロンゲストの 5 段階のランクを使い分けます。

- その他の抗炎症外用薬として、プロトピック軟膏（一般名：タクロリムス）、コレクチム軟膏（一般名：デルゴシチニブ）、モイゼルト軟膏があり、寛解導入療法および寛解維持療法で使用します。ステロイド外用薬で寛解を達成した後に、寛解維持療法として使用されることもあります。

- 外用薬で寛解ができない中等症以上の難治例に対しては、オルミエント（一般名：バリシチニブ）などの経口 JAK 阻害薬（→P.119）やデュピクセント（一般名：デュピルマブ）などの生物学的製剤（→P.170）を使用します。

○ 作用機序

アトピー性皮膚炎は、Th2細胞（II型ヘルパーT細胞）やマクロファージなどの炎症細胞から産生される各種炎症性サイトカインによって引き起こされます。炎症や痒みに関与しているサイトカインとして、IL-4、IL-13、IL-31などが知られています。炎症細胞内では、cAMP[注]を分解するホスホジエステラーゼ4（PDE4[注]）の活性が促進し、細胞内cAMP濃度が低下することによって、炎症性サイトカインの産生が促進されています。モイゼルトはPDE4を阻害することで、細胞内cAMP濃度を高め、**炎症性サイトカインの産生抑制**および**抗炎症性サイトカインの産生を促進**すると考えられています。近年では新規の生物学的製剤のミチーガ（一般名：ネモリズマブ）やアドトラーザ（一般名：トラロキヌマブ）も登場しました（→P.170）（図22-1）。

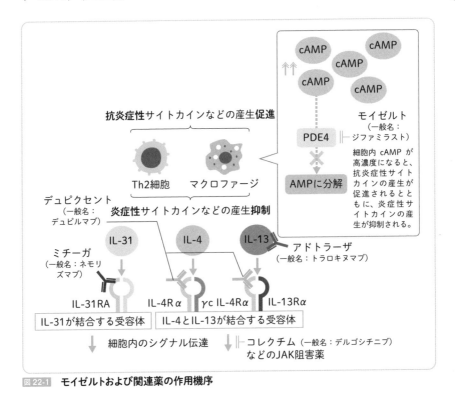

図22-1　モイゼルトおよび関連薬の作用機序

注 cAMP　cyclic adenosine monophosphate：環状アデノシンーリン酸

注 PDE4　phosphodiesterase-4：ホスホジエステラーゼ4

現在、アトピー性皮膚炎に使用できるステロイド外用薬以外の抗炎症外用薬として、プロトピック軟膏、コレクチム軟膏、モイゼルト軟膏の3製品があります。表 22-1 に特徴をまとめました。ステロイド外用薬は長期間使用すると、皮膚の非薄化や血管拡張などの副作用が発現するため、寛解維持療法には適しません。上記の3製品はいずれも寛解導入療法・寛解維持療法で使用でき、長期間の使用でも臨床上問題となるような副作用の発現頻度は低いとされています。プロトピックは発売当初、発がんリスクの上昇が懸念されていましたが、2021年に添付文書が改訂され、「発がんリスクの上昇は認められなかった」と追記されています。**使い分けのポイントは「経皮吸収」「塗布量の上限」「副作用」です。**

プロトピックは分子量が大きいため、皮膚の厚い部位（例：体幹や四肢）では効果が得られにくいと言われています。そのため、プロトピックは皮膚の薄い部位（例：顔面や頸部）に適した薬剤です。一方、コレクチムは分子量が小さいため、皮膚の厚い部位でも吸収されやすく、効果が得られやすいといった特徴があります。しかしながら、1回最大5gで1日2回反復塗布した際の有効成分の血中濃度は、経口のJAK阻害薬投与時に匹敵するとされているため、全身性の影響が懸念されます[2]。モイゼルトの分子量もやや小さいため、経皮的に吸収されるものの、その血中濃度は経口投与された類薬と比較すると1/30以下とされています[3]。

また、それぞれの経皮吸収や全身性の影響を鑑み、塗布量の上限が異なります。プロトピックとコレクチムは1回の塗布量の上限は5gとされている一方で、モイゼルトは臨床試験で上限を設定していないことから、上限の設定がありません。また、塗布量の増加に伴って副作用の発現頻度や重症度が高くなる傾向も認めなかったとされています[4]。ただ、過剰な塗布を防ぐため、「用法・用量に関連する注意」の項では、「皮疹の面積 $0.1m^2$ あたり1g」が目安として記載されています。

副作用について、プロトピックは使用初期に一過性の皮膚刺激感が出やすいとされていますが、コレクチムやモイゼルトに刺激感はほとんどありません。コレクチムはヘルペス性状湿疹や毛包炎、モイゼルトは色素沈着や毛包炎が特徴的です。従って、コレクチムやモイゼルトは小児や顔への塗布に向いていると考えられます。ただし、コレクチムは前述のように全身性の副作用の懸念もあることから、より安全性を重視するならモイゼルトが適しています。

以上より、モイゼルトは**塗布量の多い体幹に塗布する場合や、小児などで安全性を重視したい場合**に適しているのではないでしょうか。

表 22-1 アトピー性皮膚炎に使用する抗炎症外用薬3製品の比較表

製品名	プロトピック軟膏 0.1%/0.03%小児用	コレクチム軟膏 0.5%/0.25%	モイゼルト軟膏 1%/0.3%
一般名	タクロリムス	デルゴシチニブ	ジファミラスト
分子量	822.03	310.35	446.44
作用機序	免疫抑制 (カルシニューリン阻害)	JAK 阻害	PDE4 阻害
効能・効果	アトピー性皮膚炎	アトピー性皮膚炎	アトピー性皮膚炎
関連する注意	ステロイド外用薬などの既存療法では効果が不十分・不耐の場合に使用	-	-
用法・用量	1日1〜2回、適量を患部に塗布	1日2回、適量を患部に塗布 (成人は0.5%製剤、小児は0.25%または0.5%製剤)	1日2回、適量を患部に塗布 (成人は1%製剤、小児は0.3%または1%製剤)
1回塗布量の上限	5g (年齢により適宜減量)	5g	-
塗布量の目安	-	体表面積の30%まで	皮疹の面積 0.1 m^2 あたり1g
中止の判断	2週	4週	4週
FTU[※]	約0.5g	約0.5g	約0.35g
ガイドラインの位置付け[1]	推奨度：1、エビデンスレベル：A	推奨度：1、エビデンスレベル：A	記載なし
小児	〇（2歳以上）	〇（生後半年以上）	〇（生後3か月以上）
妊婦	有益性投与	有益性投与	投与しないことが望ましい
禁忌 (過敏症の既往歴以外)	・患部に潰瘍、明らかに局面を形成しているびらんがある ・高度の腎障害、高度の高カリウム血症 ・魚鱗癬様紅皮症を呈する疾患（Netherton症候群など） ・低出生体重児、新生児、乳児または2歳未満の幼児 ・PUVA療法（→P.146）などの紫外線療法を実施中	-	-
主な副作用 (プロトピックは0.1%製剤のデータ)	疼痛（ヒリヒリ感、しみるなど）(23.6%)、熱感（灼熱感、ほてり感など）(44.3%)、そう痒感、細菌性感染症（毛嚢炎、伝染性膿痂疹など）、ウイルス性感染症（単純疱疹、カポジ水痘様発疹症など）	適用部位毛包炎(2.4%)、ヘルペス性状湿疹、適用部位ざ瘡（2.0%）、適用部位刺激感、適用部位紅斑	適用部位色素沈着障害(1.1%)、適用部位毛包炎、そう痒症

※FTU（Finger tip unit）：大人の人差し指の先から第一関節まで薬をのせた際の目安量

○ **処方鑑査のポイント**

モイゼルトの規格は1％と0.3％の2つがあり、小児に使用する場合には0.3％製剤を基本としますが、1％製剤も使用可能です（1％製剤で症状が改善した場合には、0.3％製剤への変更を検討）。なお、成人に使用する場合、使用できるのは1％製剤のみです。

モイゼルトの国内第Ⅲ相試験の長期投与試験では、7割以上の患者でステロイド外用薬またはプロトピックが併用されていたため、モイゼルトとこれらとの併用は可能です[3,4]。ただし、同一部位に塗布した場合の安全性に関するデータはありません。免疫抑制作用が増強される可能性もあるため、同一部位への塗布は避けた方が良いでしょう。併用するのであれば、別部位に塗布すると良いと思われます。コレクチムと併用した際の有効性・安全性に対するデータもありませんが、考え方は同様です[3]。もし、他の抗炎症外用薬と同時に処方されていた場合には、塗布部位の確認を行いましょう。

 服薬指導のポイント

モイゼルトに限らず、"1日数回"などではなく回数が指定されている軟膏については、回数を必ず守る必要があります。たまに「1日3回使ってもいい？」とおっしゃる患者さんがいますが、1日2回を必ず守るよう伝えましょう。モイゼルトについては、臨床試験が1日2回でしか行われておらず、回数の比較試験もありません。1日3回使うことで副作用が増える可能性は否定できません。

モイゼルトは、1回の塗布量について「0.1 m²あたり1g」と目安の記載があります。0.1 m²は、大体30cm×30cmの大きさで、1gはチューブから約7cm出した量です。製薬メーカーに確認したところ、モイゼルトは1関節分（約2.5cm）＝0.35gで、それを手の平2枚分（約300cm²）に塗ってくださいとのことでした。ただ、塗る部分の大きさの把握が必要なため、実際問題、投薬する際に具体的な使用量を説明するのは難しいと言わざるを得ません。これを考慮すると、大体「ティッシュがくっつく程度の量（イメージで良い）」という説明で問題ないと思います。塗り方としては「擦り込まずにのせるように塗る」ことが大切です。擦り込むと刺激で炎症が増悪することがあるためです。

また、臨床試験では4週間で効果が認められているため、塗ってすぐに効

果を感じなくても、4週間は続けるよう伝えましょう。逆に4週間を超えて使用しても効果が出ない場合には、医師に相談する必要があります。

　モイゼルトは、軟膏では珍しく「妊娠可能な女性には、本剤投与中および投与終了後一定期間（最低2週間）は適切な避妊を行うよう指導すること」とされています。外用薬の場合、避妊してまでその薬を使う意味があるかは難しいですが、妊娠の可能性のある年齢の女性に処方された際には、薬剤情報カードを指差しするなどして注意喚起する必要はあるでしょう。場合によっては、他の抗炎症外用薬に変更する必要があるかもしれません。

　なお、服薬指導には関係ないですが、インタビューフォームに「本剤は基剤中に微細な液滴として分散した液滴分散系軟膏であり、他剤と混合することにより液滴が合一して大きくなるため、混合することは好ましくない」と記載があります。基本的には、他の塗り薬との混合は不可と覚えておきましょう。

まとめ　モイゼルト軟膏

- アトピー性皮膚炎で初の外用ホスホジエステラーゼ4（PDE4）阻害薬。
- 寛解導入療法・寛解維持療法で使用する。
- 皮膚刺激感が少なく、1回の塗布量の上限がない。

参考文献
1）　日本皮膚科学会/日本アレルギー学会. アトピー性皮膚炎診療ガイドライン2021
2）　デルゴシチニブ軟膏（コレクチム軟膏0.5%）安全使用マニュアル
3）　ジファミラスト軟膏（モイゼルト軟膏0.3%，1%）安全使用マニュアル
4）　モイゼルト　審査報告書

初の TYK2 阻害薬で、オテズラに対する優越性が確認

23. ソーティクツ錠 6 mg
（一般名：デュークラバシチニブ）

承認日	：2022 年 9 月 26 日
効能・効果	：既存治療で効果不十分な尋常性乾癬、膿疱性乾癬、乾癬性紅皮症
用法・用量	：通常、成人にはデュークラバシチニブとして 1 回 6 mg を 1 日 1 回経口投与する。
主な副作用	：上気道感染、単純ヘルペス、口腔潰瘍、ざ瘡様皮疹、血中クレアチニンキナーゼ増加など

＼詳細記事／

注目度ランク：★☆☆（2022 年承認新薬の記事のうち、WEB サイトへのアクセス数 14 位）

○ 乾癬の薬物治療の基礎知識

● 乾癬は尋常性乾癬、関節症性乾癬、滴状乾癬、乾癬性紅皮症、膿疱性乾癬の 5 つに分類されていて、約 9 割は尋常性乾癬です。

● 薬物治療は重症度（軽症、中等症、重症）に応じて、外用療法、光線療法(注)、全身療法（内服療法、生物学的製剤）の順に段階的に適宜組み合わせて行います[1]。

● 軽症・中等症では外用療法（ステロイド外用薬やビタミン D₃ 外用薬）、中等症・重症では光線療法や全身療法が選択されます[1, 2]。

● 全身療法には、内服療法と生物学的製剤があり、まずは内服療法としてビタミン A 誘導体のチガソン（一般名：エトレチナート）、PDE4 阻害薬のオテズラ（一般名：アプレミラスト）、免疫抑制剤のシクロスポリン、抗リウマチ薬のリウマトレックス（一般名：メトトレキサート）（→P.136）などが使用されます。

● これらで効果不十分の場合、他の内服療法として JAK 阻害薬（→P.119）のリンヴォック（一般名：ウパダシチニブ）やソーティクツの他、注射剤の生物学的製剤（→P.171）が使用されます。

注 光線療法 オクソラレン（一般名：メトキサレン）を外用（または内服）後、波長の長い紫外線を照射する PUVA（psoralen + UVA）療法が古くから使用されていましたが、近年はオクソラレンが不要で 311nm 前後の紫外線を照射するナローバンド UVB が主流です。

○ 作用機序

　乾癬はIFN-αやIL-23によってTh17細胞（17型ヘルパーT細胞）が活性化し、それに伴って産生される炎症性サイトカイン（IL-12、IL-17A/F、TNFα）が原因で引き起こされると考えられています。ソーティクツは、IFN-α、IL-23、IL-12により活性化するチロシンキナーゼ2（TYK2）を選択的に阻害し、炎症性サイトカインなどの産生を抑制する薬剤です。TYK2のキナーゼドメインではなく、機能制御部位であるシュードキナーゼドメイン（偽キナーゼドメイン）に結合し、分子内相互作用により立体構造を変化させ、ATPの触媒部位への結合を妨げることで酵素活性を阻害すると考えられています（図23-1）。

　TYK2はJAKファミリーに属しているため、作用機序はJAK阻害薬（→P.119）と似ています。

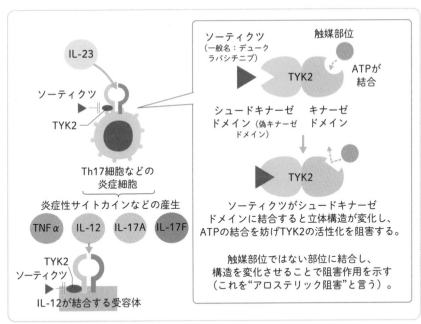

図23-1　ソーティクツの作用機序

○ 類薬との比較

　現在、乾癬に使用する代表的な内服療法として、オテズラがありますので、表23-1 に基本的な特徴をまとめました。**使い分けのポイントは、「用法・用量」「副**

表23-1　**オテズラとソーティクツの比較表**

製品名	オテズラ錠 10 mg/20 mg/30 mg	ソーティクツ錠 6 mg
一般名	アプレミラスト	デュークラバシチニブ
作用機序	PDE4 阻害	TYK2 阻害
乾癬の適応症	・局所療法で効果不十分な尋常性乾癬 ・関節症性乾癬	・既存治療で効果不十分な尋常性乾癬、膿疱性乾癬、乾癬性紅皮症
次のいずれかを満たす	・**ステロイド外用薬**などで十分な効果が得られず、皮疹が体表面積の10％以上に及ぶ ・難治性の皮疹または**関節症状**を有する	・**光線療法を含む既存の全身療法（生物学的製剤を除く）**などで十分な効果が得られず、皮疹が体表面積の10％以上に及ぶ ・難治性の皮疹または**膿疱**を有する
用法・用量	1日1回10 mgから開始して6日間かけて漸増し、6日目以降は1回30 mgを1日2回、朝夕に経口投与	1回6 mgを1日1回経口投与
腎機能による調節	重度の腎機能障害の場合、減量を考慮	-
感染症などの事前検査	-	結核感染、B型/C型肝炎ウイルス感染
禁忌（過敏症の既往歴以外）	・妊婦または妊娠している可能性のある女性	・重篤な感染症 ・活動性結核
併用注意	CYP3A4 誘導薬	-
有効性※	PASI 75 の達成率：35.1％	PASI 75 の達成率：58.4％
	sPGA 0/1 の達成率：32.1％	sPGA 0/1 の達成率：53.6％
特徴的な副作用	下痢、悪心、頭痛など	上気道感染、単純ヘルペスなど
重大な副作用	重篤な感染症（0.7％）、重篤な過敏症（0.1％未満）、重度の下痢（頻度不明）	重篤な感染症（0.2％）

※中等度から重度の尋常性乾癬を対象としたPOETYK PSO-1試験[3]における評価項目（16週時点）。
　PASI（Psoriasis Area and Severity Index）：乾癬の面積と重症度の指標でPASI 75は「75%以上の改善」と定義される。
　sPGA（医師による静的総合評価）：sPGA 0/1とは、スコア0「消失」とスコア1「ほぼ消失」の達成と定義される。

作用」「位置付け」です。

　オテズラは投与開始時に下痢や悪心・嘔吐などが発現する可能性があることから、6日間で漸増していきます。スターターパックが用意されていますので、それに沿って服用すればOKです。一方、ソーティクツは1日1回1錠を服用するため、煩雑さはありません。また、腎機能障害時の減量も不要です。

　続いて副作用です。オテズラは下痢、悪心・嘔吐、頭痛など、ソーティクツは上気道感染、単純ヘルペスなどが特徴的な副作用として挙げられています。ソーティクツは感染に対する免疫に重要なサイトカインの働きを阻害するため、感染症の発現や再活性化のリスクがあります。そのため、治療開始前には感染症の有

無を確認する必要があります。

最後に位置付けについてです。いずれも尋常性乾癬に使用できますが、オテズラは「ステロイド外用薬など」で効果不十分な場合に使用できる一方で、ソーティクツは「既存の全身療法（生物学的製剤を除く）など」で効果不十分な場合にしか使用できません。この理由として、外用療法などで効果不十分な全身療法を要する尋常性乾癬患者を対象に実施された国際共同第Ⅲ相試験（日本人を含む）のPOETYK PSO-1試験[3] において、オテズラに対するソーティクツの優越性が確認されましたが、PMDAによる審査の際に「重篤な感染症などの発現リスク」と「結核感染の有無の確認を行うなどの適切な患者選択が必要」な点が考慮され、生物学的製剤と同様に、生物学的製剤以外の既存治療で効果不十分な場合にのみ使用可能とされました[2]。つまり、オテズラの方がより早期から使用できます。

オテズラを使用しても効果不十分であったり、副作用によって治療を中止したりするケースがしばしばあります。ソーティクツも経口で治療可能なため、**オテズラの効果が不十分な場合や忍容性が低い場合に良い選択肢となるのではないでしょうか**。また、ソーティクツは**生物学的製剤の治療歴があっても効果が期待**されています[2]。

○ 処方鑑査のポイント

ソーティクツの処方は、日本皮膚科学会が承認した「乾癬分子標的薬使用承認施設」に限られます。施設一覧は日本皮膚科学会のWEBサイトに掲載されているので、処方元を確認しておきましょう。

また、ソーティクツは、ウイルス・細菌などによる重篤な感染症やその再活性化が報告されているため、投与前には結核やB型/C型肝炎ウイルスなどの感染症の有無を確認する必要があります。確認項目については、日本皮膚科学会のガイダンス[4] に掲載されています。

相互作用（併用禁忌・併用注意）は特にありませんが、免疫抑制薬、光線療法、生物学的製剤と併用した場合の安全性・有効性は確立されていませんので、確認が必要です。

服薬指導のポイント

ソーティクツが処方される患者さんは、前述の通り、オテズラを使用しても効果が不十分な場合や、副作用によって治療を中止した患者さんである可

能性が高いです。それゆえ、患者さんの期待も大きく、早く効果が出ること
を期待します。ただ、添付文書に「本剤による治療反応は、通常投与開始か
ら24週以内に得られる。24週以内に治療反応が得られない場合は本剤の治
療計画の継続を慎重に判断すること」と記載があるように、効果の判定は
24週後までかかることがあります。すぐに効果が現れない可能性があるこ
とを説明し、ひとまず半年程度は続ける必要があることを伝えましょう。も
ちろん、効果が現れた場合も、続ける必要があります。

　注意すべき副作用は、感染症全般です。感染症のリスクについて説明し、
感染予防に努めるよう指導します。新型コロナウイルス感染症（→P.126）
の法的分類が5類に変更されたのに伴い、マスクの使用は本人の意思に任さ
れるようになりましたが、ソーティクツ服用中は、引き続きマスクを使用し
て感染予防に努める必要があるでしょう。

　感染症では、特に単純ヘルペスや帯状疱疹に注意が必要です。結核やB型
肝炎ウイルス感染症については、治療開始前に検査ができますが、ヘルペス
については誰もが既に感染しており、再活性化の可能性があるからです。た
だ、これらの診断については、市中の内科クリニックでは難しいことも多
く、確定診断が遅れるケースも見受けられます。いつもと異なるピリピリと
した違和感や皮膚症状、小水疱が帯状に生じる発疹、局所の激しい痛み、神
経痛を自覚したら、すぐに主治医に連絡するよう伝えましょう。

　また、ソーティクツを服用している間は、生ワクチン（麻しん風しん混
合、流行性耳下腺炎、水痘、BCGなど）の接種はできません。50歳以上で接
種可能な水痘・帯状疱疹ワクチンは、生ワクチンではないシングリックスの
み接種可能です。接種の必要がある場合には、主治医に相談するよう伝えま
しょう。ソーティクツの服用開始前に、生ワクチン（例：乾燥弱毒生水痘ワ
クチン「ビケン」）を接種しておくのも一つの選択肢ではないでしょうか。
なお、新型コロナワクチンは、ソーティクツの服用中でも接種可能です。

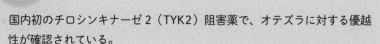

まとめ ソーティクツ錠

- 国内初のチロシンキナーゼ 2（TYK2）阻害薬で、オテズラに対する優越性が確認されている。
- 感染症や再活性化のリスクがあることから、生物学的製剤以外の既存治療で効果不十分な場合にのみ使用可能。
- 処方は、日本皮膚科学会が承認した「乾癬分子標的薬使用承認施設」に限られる。

参考文献

1) 橋田 亨，ほか(編). 薬剤師レジデントマニュアル第3版. 2021
2) ソーティクツ　審査報告書
3) Armstrong AW, et al. J Am Acad Dermatol. 2023; 88: 29-39. PMID: 35820547
4) 日本皮膚科学会乾癬分子標的薬安全性検討委員会. 日皮会誌2023; 133: 1-12

円形脱毛症に使用する 2 製品目の経口 JAK 阻害薬！

24. リットフーロカプセル 50 mg
（一般名：リトレシチニブ）

承 認 日	2023 年 6 月 26 日
効能・効果	円形脱毛症（ただし、脱毛部位が広範囲に及ぶ難治の場合に限る）
用法・用量	通常、成人および 12 歳以上の小児には、リトレシチニブとして 50 mg を 1 日 1 回経口投与する。
主な副作用	ざ瘡、頭痛、下痢、毛包炎、気道感染、疲労など

\ 詳細記事 /

注目度ランク： ★★☆（2023 年承認新薬の記事のうち、WEB サイトへのアクセス数 6 位）

○ 円形脱毛症の薬物治療の基礎知識

- 円形脱毛症は、脱毛症状を自覚してから急速に病変部の拡大が進む「急性期（進行期）」と、脱毛症状が半年を超えても自然再生が認められない「固定期」に分けられ、それぞれ治療法が異なります[1]。

- 脱毛の面積が 25% 未満の固定期の場合、ステロイド局所注射療法[注]または局所免疫療法[注]が推奨度 B（行うよう勧める）で推奨されています。脱毛の面積が 25% 以上の場合、局所免疫療法が推奨されています（推奨度 B）。

- この他、ステロイド外用薬やグリチロン配合錠（一般名：グリチルリチン/グリシン/DL-メチオニン）、抗ヒスタミン薬の内服などが推奨度 C1（行っても良い）で推奨[1] されているものの、明確なエビデンスはないのが実情です。

- SALT スコア[注] が 50 以上（脱毛面積が 50% 以上）の重症の固定期円形脱毛症に対しては、経口 JAK 阻害薬（→P.119）のオルミエント（一般名：バリシチニ

[注] ステロイド局所注射療法 ケナコルト-A 水懸注（一般名：トリアムシノロンアセトニド）と局所麻酔薬を混合し、頭皮に局所注射する方法です。ただし、**小児には原則行わないこと**とされています。

[注] 局所免疫療法 SADBE (squaric acid dibutylester：3,4-dibutoxy-3-cyclobutene-1,2-dione) や DPCP (diphenylcyclopropenone) と呼ばれる化学物質（試薬）を脱毛部位に外用し、アレルギー性接触皮膚炎を繰り返し起こすことで免疫バランスを変化させて円形脱毛症を改善する治療法です。SADBE と DPCP は医薬品ではないため、いずれも保険適応外です。

[注] SALT（severity of alopecia tool）スコア 頭髪の脱毛範囲を評価するツールです。SALT スコア 100 は全頭の脱毛、SALT スコア 0 は脱毛なしを表します。

ブ）[2]やリットフーロの使用が検討されます。

○ 作用機序

　円形脱毛症は、毛包細胞から産生される炎症性サイトカイン（IL-15やIL-21など）によって活性化されたリンパ球が毛包細胞を攻撃することで発症すると考えられています。リンパ球が活性化すると、IFN-γなどが産生され、毛包細胞に作用することで、さらに炎症性サイトカインの産生が促進されます。これら炎症性サイトカインが作用する受容体にはJAKが存在しています。

　リットフーロは、リンパ球のJAK3を阻害することでリンパ球の働きを抑制し、炎症性サイトカインの産生を抑制します。また、リンパ球が毛包細胞を攻撃する際には、リンパ球のTCR[(注)]に存在するTECファミリーキナーゼ[(注)]が関与していることが知られていますが、リットフーロはTECファミリーキナーゼも同時に阻害することで、リンパ球の働きを抑制し、円形脱毛症の症状改善・進行抑制効果を発揮すると考えられています。なお、オルミエントは毛包細胞のJAK1/2および、リンパ球のJAK1を阻害します（図24-1）。

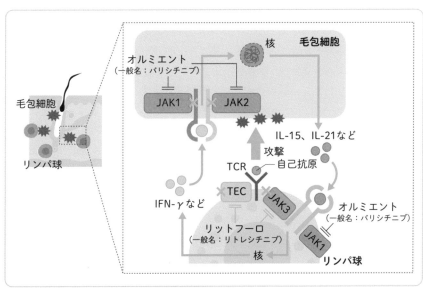

図24-1　**リットフーロとオルミエントの作用機序**

注 TCR　T-cell receptor：T細胞受容体

○ 類薬との比較

　現在、円形脱毛症に使用する経口JAK阻害薬はオルミエントとリットフーロの2製品ですので、表24-1に特徴などをまとめました。**使い分けのポイントは「併存疾患」「小児適応」「有効性・安全性」です。**

　円形脱毛症の患者はアトピー性疾患を併存していることが多く、特にアトピー性皮膚炎（→P.140）を併存している割合は23％であることが報告[1]されているため、併存疾患を考慮した使い分けが重要です。オルミエントはアトピー性皮膚炎の適応症を有しているため、場合によっては1剤で両疾患の治療が可能です（用法・用量は両適応症で同じ）。リットフーロは円形脱毛症以外の適応症は有していません。

　続いて小児適応です。円形脱毛症患者のうち、約1/4は15歳以下の小児だと言われています[3]が、小児へはステロイド局所注射療法が使用できない[1]など、治療選択肢が限られています。オルミエントは18歳以上にしか使用できませんが、リットフーロは12歳以上の小児から使用可能です。ただし、リットフーロは3号硬カプセル（15.9mm×5.8mm）のため、ややサイズが大きく、小児の患者が服用する際には注意が必要かもしれません。

　最後に有効性・安全性です。円形脱毛症に関する有効性について、直接比較はできませんが、日本人を含むオルミエントの第Ⅲ相試験（BRAVE-AA2試験）[4,5]とリットフーロの第Ⅲ相試験（ALLEGRO-Ⅱb/Ⅲ試験）[6,7]の結果を表24-2にまとめてみました。登録時のSALTスコア平均値はALLEGRO-Ⅱb/Ⅲ試験の方が高い（重症者が多い）ものの、34〜40週時点のリットフーロとオルミエントの有効性は同程度、もしくはリットフーロの方が高いと推察できます。リットフーロはJAK3だけでなく、TECファミリーキナーゼも同時に阻害することから、より効果を期待したい場合に適しているのかもしれません。しかしながら、TECファミリーキナーゼにはBTKも属していて、BTK阻害薬[注]でもよく認められる下痢、頭痛、皮膚障害（ざ瘡、毛包炎など）の発現頻度が高い傾向です。その他、禁忌や併用注意（→P.119）を考慮して薬剤の使い分けが検討されます。

注 TECファミリーキナーゼ　リンパ球の表面に存在している5つのチロシンキナーゼ〔BMX（Bone marrow tyrosine kinase on chromosome X）、BTK（bruton's tyrosine kinase：ブルトン型チロシンキナーゼ）、ITK（interleukin-2 inducible tyrosine kinase：インターロイキン2誘導性チロシンキナーゼ）、TEC（tyrosine kinase expressed in hepatocellular carcinoma：肝細胞がん内で発現するチロシンキナーゼ）、TXK（tyrosine kinase expressed in T cells：T細胞内で発現するチロシンキナーゼ）〕の総称で、リンパ球の生存・成熟・活性化に関与しています。

注 BTK（Bruton's tyrosine kinase）阻害薬　ブルトン型チロシンキナーゼ阻害薬。造血器腫瘍で使用されるイムブルビカ（一般名：イブルチニブ）、カルケンス（一般名：アカラブルチニブ）、ベレキシブル（一般名：チラブルチニブ）などがあります。

表 24-1 **円形脱毛症に使用する経口JAK阻害薬2製品の比較表**

製品名	オルミエント錠 2 mg/4 mg	リットフーロカプセル 50 mg
一般名	バリシチニブ	リトレシチニブ
作用機序	JAK1/2 阻害 （可逆的）	JAK3/TEC ファミリーキナーゼ阻害 （不可逆的）
円形脱毛症に関する効能・効果	円形脱毛症（ただし、脱毛部位が広範囲に及ぶ難治の場合に限る）	
他の適応症	関節リウマチ、アトピー性皮膚炎、 SARS-CoV-2 による肺炎	-
用法・用量 （円形脱毛症）	4 mg を 1 日 1 回経口投与 （状態に応じて 2 mg に減量可）	50 mg を 1 日 1 回経口投与
腎機能による調節	中等度の腎機能障害の場合、 2 mg を 1 日 1 回経口投与	-
効果判定	36 週	48 週
小児	×（18 歳以上の成人に限る）	○（12 歳以上の小児）
禁忌 （過敏症の既往歴以外。円形脱毛症）	・活動性結核 ・好中球数が 500/mm^3 未満 ・妊婦または妊娠している可能性のある女性 ・重篤な感染症（敗血症など） ・重度の腎機能障害 ・リンパ球数が 500/mm^3 未満 ・ヘモグロビン値が 8g/dL 未満	・活動性結核 ・好中球数が 1,000/mm^3 未満 ・妊婦または妊娠している可能性のある女性 ・重篤な感染症（敗血症など） ・重度の肝機能障害 ・リンパ球数が 500/mm^3 未満 ・ヘモグロビン値が 8 g/dL 未満 ・血小板数が 100,000/mm^3 未満
主な副作用 （円形脱毛症）	上気道感染（2.1%）、上咽頭炎（1.7%）、ざ瘡（1.7%）、血中クレアチンホスホキナーゼ増加（1.7%）、頭痛（1.7%）	ざ瘡（6.2%）、頭痛（5.4%）、下痢（4.6%）、毛包炎（4.6%）

表 24-2 **BRAVE-AA2試験とALLEGRO-IIb/III試験の試験結果概要**[4-7]

臨床試験名	BRAVE-AA2		ALLEGRO-IIb/III	
対象年齢	18 歳以上		12 歳以上	
試験群	プラセボ群	オルミエント 4 mg 群	プラセボ群	リットフーロ 50 mg 群
登録時の SALT スコア平均値	85	84.8	93.0	90.3
24 週時点のSALTスコア≦20の割合	1.3%	28.2%	2%	23%
34 週時点のSALTスコア≦20の割合	-	-	9.23%	33.87%
36 週時点のSALTスコア≦20の割合	2.6%	32.5%	-	-
40 週時点のSALTスコア≦20の割合	-	-	15.38%	39.34%

※試験群は他にもあるが、主な用量群を抜粋。BRAVE-AA2試験の主要評価項目は「**36週**時点のSALTスコア≦20の割合」、ALLEGRO-IIb/III試験の主要評価項目は「**24週**時点のSALTスコア≦20の割合」である。ALLEGRO-IIb/III試験のプラセボ群において、24週以降はリットフーロ50 mgの投与が実施された（継続投与期）

以上より、リットフーロは**小児の円形脱毛症**や、**治療効果を期待したい場合**、もしくは**オルミエントで効果不十分だった場合**に適しているのではないでしょうか。

リットフーロの用量は、小児・成人や臓器機能によらず1日1回50 mg（1カプセル）で、減量も増量もありません。

JAK阻害薬やTYK2阻害薬のソーティクツ（一般名：デュークラバシチニブ）（→P.146）と同様に、ウイルス・細菌などによる重篤な感染症やその再活性化が報告されているため、投与前には結核やB型/C型肝炎ウイルスなどの感染症の有無を確認する必要があります。

本剤はCYP3AやCYP1A2に対する阻害作用を有するため、CYP3Aの基質薬剤（例：ミダゾラム）やCYP1A2の基質薬剤（例：テオフィリン）とは併用注意に該当します。また、併用禁忌は特に設けられていないものの、本剤の免疫抑制作用が増強されることから、生物学的製剤、他の経口JAK阻害薬、シクロスポリンなどの強力な免疫抑制薬とは併用しないこととされています。

本剤投与による肺炎、敗血症、またウイルス感染などによって起こる重篤な感染症の発現が報告されており、添付文書にも警告としてその旨が記載されています。そのため、本剤の作用により免疫の働きが低下して感染症にかかりやすくなる可能性があることや、それに伴い普段から手洗い、うがい、マスクの着用など基本的な感染対策を意識することを指導しましょう。また、感染症発現リスクを考慮して、本剤投与中には生ワクチンの接種は行わないこととされているため、併せて伝えられると良いでしょう。

副作用のリスクを減らすためには早期発見・早期対処が重要です。軽い風邪のような症状であっても急に悪化することがあるので、咳・発熱・のどの痛み・寒気など感染症を示唆する症状があった場合、またヘルペスウイルスなどによるウイルスの再活性化が報告されていることから、痛みを伴う赤い発疹や水ぶくれなど帯状疱疹の徴候が見られた場合にはすぐに受診するよう指導しましょう。その他にも肝機能障害や静脈血栓塞栓症、出血、難聴・聴力低下などのリスクも認められているため、何か普段と違う症状が現れた場合には速やかに医療機関へ連絡するよう伝えることが大事です。

前述のように併用に注意が必要な薬（CYP3AやCYP1A2などの基質薬剤）があることから、他の病院を受診する際には本剤を服用していることを伝えるように指導しましょう。

　また、本剤は妊婦または妊娠している可能性のある患者さんには禁忌であり、妊娠可能な患者さんは服用中および服用終了後少なくとも1か月間は適切な避妊を行う必要があります。投与中は授乳もしないことが望ましいとされています。患者さん向けの説明用資材も用意されているので、必要に応じて活用すると良いでしょう。

まとめ　　リットフーロカプセル

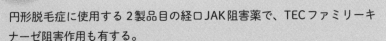

円形脱毛症に使用する2製品目の経口JAK阻害薬で、TECファミリーキナーゼ阻害作用も有する。

12歳以上の小児にも使用可能。

下痢、頭痛、皮膚障害などの特徴的な副作用には注意が必要。

参考文献

1) 日本皮膚科学会. 円形脱毛症診療ガイドライン2017年版
2) 安全使用マニュアル　バリシチニブ〜円形脱毛症〜
3) 円形脱毛症.com
4) King B, et al. N Engl J Med. 2022; 386: 1687-1699. PMID: 35334197
5) オルミエント　審査報告書
6) King B, et al. Lancet. 2023; 401: 1518-1529. PMID: 37062298
7) ClinicalTrials.gov: NCT03732807 >Study Results

原発性手掌多汗症に使用する初の外用抗コリン薬！

25. アポハイドローション 20%
（一般名：オキシブチニン）

\ 詳細記事 /

承 認 日	：2023 年 3 月 27 日
効能・効果	：原発性手掌多汗症
用法・用量	：1 日 1 回、就寝前に適量を両手掌全体に塗布する。
主な副作用	：適用部位皮膚炎、適用部位そう痒感、適用部位湿疹、口渇など

注目度ランク： ★ ★ ★ （2023 年承認新薬の記事のうち、WEB サイトへのアクセス数 3 位）

原発性手掌多汗症の薬物治療の基礎知識

- 多汗症は全身の発汗が増加する「全身性多汗症」と、体の一部に限局して発汗量が増加する「局所性多汗症」に分類されています[1]。
- 基礎疾患や温熱刺激・精神的な負荷などがないにもかかわらず、原因不明で大量の発汗を生じる状態が原発性（特発性）多汗症です。
- 原発性の局所性多汗症はその部位に応じて「手掌多汗症」「足底多汗症」「腋窩多汗症」「頭部顔面多汗症」などがあります。
- 原発性手掌多汗の治療は、塩化アルミニウム外用療法、またはイオントフォレーシスが第一選択とされています[1]。しかしながら、塩化アルミニウムは保険適用されている外用薬がなく、院内製剤として処方されます。また、イオントフォレーシスは専用の機器を有する病院に都度通院する必要があります[1,2]。
- アポハイドは抗コリン作用を有し、原発性手掌多汗症の第一選択薬として使用可能な新たな外用薬です[2]。
- 原発性腋窩多汗症では、同様の作用機序を有する外用薬のエクロックゲル（一般名：ソフピロニウム）やラピフォートワイプ（一般名：グリコピロニウム）が使用されています。

作用機序

汗を分泌する器官には全身に分布しているエクリン腺と、局所に分布している

アポクリン腺があります。エクリン腺はコリン作動性の交感神経で、アセチルコリンがムスカリンM_3受容体に作用することで発汗が促されます。アポハイドはムスカリンM_3受容体を遮断することで、抑汗作用を示すと考えられています。有効成分のオキシブチニンは、排尿障害治療薬のネオキシテープやポラキス錠として使用されていますが、原発性手掌多汗症では初です（図25-1）。

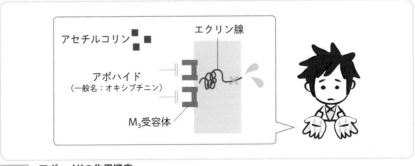

アセチルコリン

エクリン腺

アポハイド
（一般名：オキシブチニン）

M_3受容体

図25-1 アポハイドの作用機序

○ 類薬との比較

現在、原発性の局所性多汗症に使用する外用抗コリン薬は3製品ありますので、表25-1に特徴などをまとめました。エクロックとラピフォートは原発性腋窩多汗症に、アポハイドは原発性手掌多汗症に使用します。疾患が異なるため使い分けはありませんが、特徴や違いについて理解しておきましょう。**ポイントは「剤形」「密封法の可否」「吸収性（全身への作用）」「禁忌」です。**

まずは剤形です。エクロックとアポハイドはともに薬液を患部に塗布するタイプで、ラピフォートはワイプ（不織布）に染み込んだ薬液を患部に塗布します。エクロックにはアプリケーター付きボトルとツイストボトルの2つのボトルタイプがあり、最近登場したツイストボトルの方が簡単な操作で塗布することができます。いずれも手に付くことなく塗布が可能なため、基本的には塗布後の手洗いは不要です。ラピフォートはワイプを用いて塗布するため、塗布後には手洗いが必須です。アポハイドは手掌に塗布するため、塗布後の手洗いは不要です。3製品とも、薬液が付いた手で目を触ってしまうと、抗コリン作用による羞明、霧視などの眼の調節障害が発現する可能性があるため、注意が必要です。

続いて密封法の可否についてです。密封法は「ODT（occlusive dressing technique)」とも呼ばれ、ステロイド外用薬の効果を高める方法として用いられるこ

表25-1 多汗症に使用する外用抗コリン薬3製品の比較表

製品名	エクロックゲル 5% <アプリケーター付きボトル> <ツイストボトル>	ラピフォートワイプ 2.5%	アポハイドローション 20%
一般名	ソフピロニウム	グリコピロニウム	オキシブチニン
効能・効果	原発性**腋窩**多汗症		原発性**手掌**多汗症
用法・用量	1日1回、適量を腋窩に塗布	1日1回、1包に封入されている不織布1枚を用いて薬液を両腋窩に塗布	1日1回、就寝前に適量を両手掌全体に塗布（両手掌に対しポンプ5押し分を目安）
塗布直後の手洗い	不要	必須	不要
密封法	△	×	×
吸収速度定数	該当資料なし	該当資料なし	0.0548（hr^{-1}）
禁忌（過敏症の既往歴以外）	・閉塞隅角緑内障 ・前立腺肥大による排尿障害		・閉塞隅角緑内障 ・下部尿路閉塞疾患（前立腺肥大など）による排尿障害 ・重篤な心疾患 ・腸閉塞または麻痺性イレウス ・重症筋無力症
併用注意	-		・抗コリン作用を有する薬剤 ・CYP3A4阻害薬
妊婦	有益性投与		使用しないことが望ましい
小児	○（12歳以上）	○（9歳以上）	○（12歳以上）
重大な副作用	-		血小板減少（頻度不明）、麻痺性イレウス（頻度不明）、尿閉（頻度不明）

とがあります。具体的には「塗布後の患部」をポリエチレンフィルムやラップなどで覆って密封することで、薬剤の吸収や滞留性を向上させるという方法です。ラピフォートとアポハイドは添付文書において、密封法は不可とされていますが、エクロックは特に制限がありません。しかしながら、エクロックの第I相試験では、密封法と通常の塗布との安全性の比較が行われ、有害事象（適用部位の紅斑、疼痛、そう痒感など）は密封法の方が高い傾向[3]でしたので、お勧めはできません。

　3製品はいずれも外用薬のため、全身への作用は低いと考えられていますが、アポハイドの有効成分であるオキシブチニンは、経皮吸収製剤のネオキシテープ（排尿障害治療薬）が承認されています。つまり、アポハイドは外用薬であるものの、経皮吸収されるため、全身性の抗コリン作用に注意する必要があります。アポハ

イドの添付文書には、「塗布時の全身曝露量は、オキシブチニン塩酸塩経口剤 3mg 単回投与時の全身曝露量を超えることがある」と記載されています。

　最後に禁忌です。アポハイドは前述のように他疾患・他剤形で既に使用経験のある抗コリン薬で、外用薬であるものの全身への曝露が懸念されます。そのため、禁忌や重大な副作用は、ポラキス錠を参考に設定されました。なお、エクロックの有効成分のソフピロニウムは他疾患で使用されていません。また、ラピフォートの有効成分のグリコピロニウムは吸入薬（例：シーブリ吸入用）として既に使用されているものの、禁忌や重大な副作用が少ないといった特徴があります。その結果、アポハイドの禁忌項目や重大な副作用の項目は、他2製品と比較して多い点に注意する必要があるでしょう。

○ 処方鑑査のポイント

　アポハイドは抗コリン作用を有するため、一般的な抗コリン薬と同様に、閉塞隅角緑内障や前立腺肥大などの禁忌に該当しないかどうかを確認しておきましょう。また、妊婦への投与は禁忌ではありませんが、使用しないことが望ましいとされています。

　相互作用について、併用禁忌はありませんが、いくつかの併用注意があります。アポハイドはCYP3A4で代謝されるため、CYP3A4阻害薬（例：ケトコナゾール、イトラコナゾール）、抗コリン作用が増強されるため抗コリン作用を有する薬剤（例：三環系抗うつ薬、フェノチアジン系薬剤、MAO阻害薬）とは併用注意に該当します。

　なお、アポハイドの薬価単位はgですが、容器にはmL（1本4.5 mL）しか記載されていません。添付文書には1本4.32 gと記載されていますので、処方箋入力時・鑑査時などは注意してください。

服薬指導のポイント

　前述の通り、アポハイドの適応症は「原発性手掌多汗症」（いわゆる「手汗」）です。患者さんにとって、おそらく「手汗」は悩みの一つです。投薬時には "手汗" を抑える薬です」などとは言わずに、「汗を抑える薬です」で良いと思います。エクロックやラピフォートを投薬する際も、決して「腋汗」などと言わないようにしましょう。

　外用薬の場合の服薬指導のポイントは、もちろん使い方です。患者さん向

け説明書がありますので、必ず利用して説明しましょう。アポハイドは手に使用するので、使用のタイミングは「寝る前」です。寝る前にはほとんどの人がトイレに行くと思います。トイレ後に手を洗い、しっかりと水分を拭い取った後にアポハイドを塗布します。塗る量は、両手1回分の目安は5プッシュ分です。塗った後は、乾くまで寝具などに触れないようにしますが、アルコール含有のため通常は数分で乾きます。そして、塗ったまま就寝します。基本的には、朝までは手洗いせず、起床後すぐに手を洗います。

　寝ている間の注意点は、2つあります。1つは、「眼や口を触らないこと」です。しかし寝ている間に、眼や口を触らないというのは、なかなか注意しても避けられないかもしれません。眼や口を触るのは癖に近いとも思われますので、そのような癖があるかが問題です。ただ、避けるのはなかなかの難題です。カウンセリングにより、必ず触るという記憶のある場合は、アイマスクや口にマスクをするのも1つの方法かもしれません。また、塗った後に気密性の高い手袋などで覆うのは不可ですが、気密性のないものなら使えるかもしれません。このあたりは、患者さんと相談する必要があります。

　もう1つの注意点は、夜中にトイレに起きた際の手洗いはどうするのか、ということです。アポハイドを使用する患者さんは、仕事のときに手汗に困っている方のように思われるので、高齢ではない方が多いかもしれません。ただ、若年でも夜中にトイレに行く可能性はあります。インタビューフォームには、塗布後2時間、8時間、24時間後に手洗いした場合のデータが掲載されていて、オキシブチニンとその活性代謝物のAUC[注]は、手洗いまでの時間に比例して高い傾向でした〔オキシブチニンの$AUC_{0\text{-inf}}$（ng·h/mL）の平均値は2時間後で480、8時間後で468、24時間後で695〕[4]。ただ、手洗い後も一定時間持続的な濃度推移を示しているため、塗ってから2時間程度経っていれば、トイレに行って手洗いしても、大きな問題にはならないと思われます。もちろん、製薬メーカーは「2時間経てば洗い流しても良いですよ」とは言っていませんので、各薬剤師の判断で指導をお願いします。製薬メーカーの話では、サラっと洗うだけならほぼ薬が落ちないらしいので、しつこく洗わないよう指導するのも良いでしょう。

　その他の注意点ですが、アルコールを含むので火気を避ける必要があります。特に冬季には、ストーブの近くに保管したり、ストーブの近くで使用

注　AUC　area under the blood concentration-time curve：血中濃度−時間曲線下面積

したりすることのないよう指導しましょう。

　副作用に対する注意点については、抗コリン薬に共通ですので、ここでは割愛させていただきます。

まとめ

アポハイドローション

原発性手掌多汗症に使用する初の外用抗コリン薬。

類薬には、原発性腋窩多汗症に使用するエクロックとラピフォートがあり、剤形、密封法の可否、吸収性（全身への作用）、禁忌などに違いがある。

参考文献

1) 日本皮膚科学会. 原発性局所多汗症診療ガイドライン2023年改訂版
2) アポハイド　審査報告書
3) エクロック　審査報告書
4) アポハイド　インタビューフォーム

維持期には約4か月間隔で治療可能な国内初の抗 VEGF-A/Ang-2 抗体薬！

26. バビースモ
硝子体内注射液 120 mg/mL
（一般名：ファリシマブ）

承認日	：2022年3月28日

効能・効果：①中心窩下脈絡膜新生血管を伴う加齢黄斑変性、②糖尿病黄斑浮腫

用法・用量：①ファリシマブとして6.0 mg（0.05 mL）を4週ごとに1回、通常、連続4回（導入期）硝子体内投与するが、症状により投与回数を適宜減じる。その後の維持期においては、通常、16週ごとに1回、硝子体内投与する。なお、症状により投与間隔を適宜調節するが、8週以上空けること。②ファリシマブとして6.0 mg（0.05 mL）を4週ごとに1回、通常、連続4回硝子体内投与するが、症状により投与回数を適宜減じる。その後は、投与間隔を徐々に延長し、通常、16週ごとに1回、硝子体内投与する。なお、症状により投与間隔を適宜調節するが、4週以上空けること。

主な副作用：眼圧上昇、硝子体浮遊物、角膜擦過傷、眼痛、眼部不快感など

\ 詳細記事 /

注目度ランク： ★☆☆（2022年承認新薬の記事のうち、WEBサイトへのアクセス数13位）

> 加齢黄斑変性を
> 中心に解説！

○ 加齢黄斑変性の薬物治療の基礎知識

- 加齢黄斑変性には萎縮型と滲出型の2種類があります。萎縮型は治療の必要がなく経過観察のみです。滲出型は脈絡膜新生血管（CNV）^(注)が原因で引き起こされ、視力障害や失明に至る可能性があります。

- 治療方針は、黄斑の中心窩にCNVを含むかどうかによって異なります。

注 CNV（choroidal neovascularization macular：脈絡膜新生血管） 加齢や強い近視が原因で脈絡膜に「通常の血管とは異なる脆い血管（新生血管）」が作られることがあり、これはCNVと呼ばれています。新生血管は非常に脆く、血漿成分が漏出して炎症や出血を起こしやすいのが特徴です。脈絡膜由来ではない新生血管の存在も知られていることから、最近では「黄斑部新生血管（macular neovascularization：MNV）」と呼ぶこともあります。

- 中心窩を含まないCNVには、レーザー照射によってCNVを焼き固めるレーザー光凝固が推奨されています。
- 中心窩を含むCNVの場合、レーザーを照射してしまうと中心窩に障害を与えてしまい、症状が悪化する可能性があります。そのため、中心窩を含むCNVではバビースモなどの抗VEGF[注]抗体薬が推奨されています[1]。その他、光に反応するビスダイン（一般名：ベルテポルフィン）を投与し、これが新生血管に到達したときに、強度を弱めたレーザーを照射して新生血管を破壊する光線力学的療法もあります。

○ 作用機序

　CNVの形成には、VEGF-A、VEGF-B、PlGF[注]、Ang-2[注]（アングツー）などの因子が関わっていると考えられています。現在、国内には4製品の抗VEGF抗体薬があり、これらの因子を阻害することでCNVの形成を抑制し、加齢黄斑変性の症状改善・進行抑制効果を発揮すると考えられています。バビースモは1つの抗体分子で2種類の抗原（VEGF-AとAng-2）に結合することができるバイスペシフィック抗体（二重特異性抗体）です。また、定常領域（Fc領域）にアミノ酸変異を導入することで、通常の抗体よりも血中半減期が延長されています（図 26-1）。

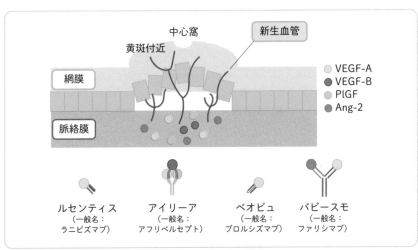

図 26-1　加齢黄斑変性に使用する抗VEGF抗体薬の作用機序

注 VEGF　vascular endothelial growth factor：血管内皮増殖因子
注 PlGF　placental growth factor：胎盤増殖因子
注 Ang-2　angiopoietin-2：アンジオポエチン-2

　現在、国内で承認されている抗VEGF抗体薬は4製品あり、主な特徴は 表26-1 の通りです。いずれも硝子体内に注射します。有効性は若干の強弱があるものの、ほとんど変わりがないとされているため、**使い分けのポイントは「安全性」と「用法（投与間隔）」**です。

　安全性を重視する場合、実臨床での使用経験が豊富なルセンティス（一般名：ラニビズマブ）（2009年発売）またはアイリーア（一般名：アフリベルセプト）（2012年発売）が適しています。アイリーアの方がVEGFの阻害作用が強いことが示唆されているため、加齢黄斑変性でよく使用されています。ベオビュ（一般名：ブロルシズマブ）は他の製品と比較して分子量が小さいため、高いモル濃度（約10〜20倍）での投与が可能で、かつ標的部位への移行性も高いことから、アイリーアと比較して解剖学的な疾患活動（網膜内滲出液、網膜下液など）の抑制作用が強いことが示唆されています[2]。しかしながら、ベオビュは他の抗VEGF抗体薬では見られない「眼内炎症」とそれに関連する「網膜血管炎および網膜血管閉塞」の発現が認められ、特に日本人でそのリスクが高いことが報告されました[3]。なお、バビースモは、アイリーアと同程度の有効性・安全性であることが報告されています[4]。

　用法（投与間隔）については、維持期の投与間隔が異なります。抗VEGF抗体薬は長期間にわたり頻回の硝子体内注射が必要です。バビースモは維持期において、約4か月（16週）毎の投与で治療が可能ですので、患者の負担軽減が期待できます。最近では、病態に関係なく添付文書通りに投与する「固定投与法」よりも、病態に応じて投与の間隔を延長または短縮する「T&E（treat and extend）」が一般的です。バビースモは病態に応じて維持期の投与間隔を約2、3、4か月（8、12、16週）と調節することが可能なため、より実臨床に合っていると言えるでしょう。

　以上より、**加齢黄斑変性に対してはアイリーアもしくはバビースモ**が良い選択肢となり得るのではないでしょうか。しかしながら、バビースモは**適応症が少ない**ため、今後の適応拡大が期待されます。

　バビースモには2つの適応症があり、いずれも維持期の投与間隔は基本16週（4か月）ですが、調節の幅が異なります。どちらの疾患に使用しているのか確認しておくようにしましょう（ 表26-2 ）。

表 26-1 加齢黄斑変性に使用する抗VEGF抗体薬4製品の比較表

製品名	ルセンティス	アイリーア	ベオビュ	バビースモ
一般名	ラニビズマブ	アフリベルセプト	ブロルシズマブ	ファリシマブ
プレフィルドシリンジ（キット製剤の有無）	あり	あり	あり	-
薬剤の分類	Fab[※1]	遺伝子組み換えタンパク製剤	scFv[※2]	バイスペシフィック抗体
分子量	約48,000	約115,000	約26,300	約149,000
阻害する因子	VEGF-A	VEGF-A、VEGF-B、PlGF	VEGF-A	VEGF-A、Ang-2
適応症	・加齢黄斑変性症 ・網膜静脈閉塞症に伴う黄斑浮腫 ・脈絡膜新生血管（病的近視） ・糖尿病黄斑浮腫 ・未熟児網膜症	・加齢黄斑変性症 ・網膜静脈閉塞症に伴う黄斑浮腫 ・脈絡膜新生血管（病的近視） ・糖尿病黄斑浮腫 ・血管新生緑内障 ・未熟児網膜症	・加齢黄斑変性症 ・糖尿病黄斑浮腫	・加齢黄斑変性症 ・糖尿病黄斑浮腫 ・網膜静脈閉塞症に伴う黄斑浮腫（申請中）
用法・用量（加齢黄斑変性症）	導入期：1か月毎に連続3回投与 維持期：投与間隔は適宜調節（1か月以上の間隔を空ける）	導入期：1か月毎に連続3回投与 維持期：2か月毎に1回投与するが、適宜調節（1か月以上の間隔を空ける）	導入期：4週毎に連続3回投与 維持期：12週毎に1回投与するが、適宜調節（8週以上の間隔を空ける）	導入期：4週毎に連続4回投与 維持期：16週毎に1回投与するが、適宜調節（8週以上の間隔を空ける）
疾患活動時の用法調節	-	-	維持期：8週毎も可	導入期：連続3回も可 維持期：8週または12週毎も可
禁忌（過敏症の既往歴以外）	・眼または眼周囲に感染 ・眼内に重度の炎症	・眼または眼周囲に感染 ・眼内に重度の炎症 ・妊婦または妊娠している可能性	・眼または眼周囲に感染 ・活動性の眼内炎症	・眼または眼周囲に感染 ・眼内に重度の炎症
重大な副作用	眼障害（1.5%）、脳卒中（0.1%）	眼障害〔眼内炎（0.2%）、眼圧上昇（4.3%）、硝子体剥離（1.2%）、など〕、脳卒中（0.2%）	眼障害〔眼内炎（0.5%）、眼内炎症（2.8%）、網膜血管炎（0.1%）、網膜血管閉塞（0.4%）など〕、脳卒中（0.1%未満）、心筋虚血（頻度不明）	眼障害〔眼内炎症（1.0%）、網膜色素上皮裂孔（0.4%）など〕、虚血性脳卒中（0.05%）、血栓性脳梗塞（0.05%）など

※1 Fab：抗原結合性フラグメント ※2 scFv：一本鎖抗体フラグメント

表 26-2　バビースモ：維持期の投与間隔

	維持期の投与間隔（適宜調節）
加齢黄斑変性	基本16週で、8週、12週も可。8週以上空けること
糖尿病黄斑浮腫	基本16週で、4週、8週、12週も可。4週以上空けること

　本剤は2〜8℃で保存しますが、調製前には外箱のまま室温に戻します。なお、室温で保存した時間が24時間を超えないよう注意が必要です。個包装には取り扱い説明書が封入されているため、それに沿って無菌的操作で調製を行いますが、注意すべきは抜き取りの量です。本剤の1回投与量は0.05 mLですが、過量充填されているため、バイアルの内容量は0.24 mLです。これを全量抜き取った後、気泡と余剰薬液を排出させて0.05 mLに調製します。

　その他、併用注意・併用禁忌などの相互作用はありません。

服薬指導のポイント

　硝子体内注射は十分な知識・経験のある眼科医のみが投与できるため、薬剤師から直接患者さんに服薬指導をする機会は少ないかもしれません。そのため、ここでは一般的な指導のポイントと、バビースモを注射している患者さんが薬局に来た場合や病院に入院した場合に知っておくと良さそうなことを概説します。

　まず、硝子体内注射全般に言えることですが、投与後に眼内炎症、裂孔原性網膜剥離、網膜裂孔などが発現することがあります。そのため、患者さんにはこれらの発生を示唆する視力の低下・目の痛み・充血・かすみ・まぶしさ・重苦しさ・異物感・視界の中に閃光のような光が見える・カーテンのような黒幕が見える・物がゆがんで見える・見えづらい部分があるなどの症状を具体的に伝え、そういった症状があるときや、その他にも何か異変を感じたときにはすぐ医師に連絡するように伝えましょう[5]。万が一発症した場合でも早期治療ができるように、注射後1週間程度は上記のような症状に特に注意する必要があります[6]。

　また、注射後に一過性霧視など一時的な視覚障害が現れることがあるため、症状があれば十分に回復するまで機械類の操作や自動車などの運転には従事させないようにします。

　その他、留意しておくべき注意点として、本剤は妊娠または妊娠している可能性がある女性には、治療上の有益性が危険性を上回ると判断される場合

にのみ投与することとされています。高齢者に多く見られる疾患ではありますが、妊娠可能な女性には投与中および投与中止後少なくとも3か月間は適切な避妊を行うよう指導する必要があります[7]。

患者向けの説明資材も提供されているので、必要に応じて活用すると良いでしょう。

まとめ　バビースモ硝子体内注射液

- 維持期には約4か月間隔で治療可能な国内初の抗VEGF-A/Ang-2抗体薬。
- 病態に応じた投与間隔の調節が可能。
- 適応症が少ないため、今後の適応拡大に期待。

参考文献
1) 髙橋寛二, ほか. 日眼会誌 2012; 116: 1150-1155
2) Dugel PU, et al. Ophthalmology. 2020; 127: 72-84. PMID: 30986442
3) Graefes Arch Clin Exp Ophthalmol. 2021; 259: 2857-2859. PMID:33723637
4) Heier JS, et al. Lancet. 2022; 399: 729-740. PMID: 35085502
5) バビースモ　患者向医薬品ガイド
6) 小椋祐一郎, ほか. 日眼会誌 2016; 120：87-90
7) バビースモ　適正使用ガイド

ミチーガ皮下注用 60 mg シリンジ（一般名：ネモリズマブ）

承認日	：2022 年 3 月 28 日
効能・効果	：アトピー性皮膚炎に伴うそう痒（既存治療で効果不十分な場合に限る）
ワンポイント	：ミチーガはアトピー性皮膚炎に使用する他の生物学的製剤と異なり、「そう痒」に対して効果が期待できる初の生物学的製剤で、13 歳以上の小児にも使用できます。そう痒に関与している IL-31 の受容体 A（IL-31RA）を特異的に阻害することで痒みを抑えます（→P.141）。最適使用推進ガイドラインの対象のため、施設・患者の要件などの確認が必要です。ステロイド外用薬（ストロングクラス以上）やプロトピック軟膏（一般名：タクロリムス）（→P.143）などによる適切な外用治療を 4 週以上継続し、かつ、抗ヒスタミン薬または抗アレルギー薬による内服治療を 2 週以上継続して実施してもそう痒がある場合に使用します。生物学的製剤では珍しく、室温保存が可能です。使用前にデュアルチャンバーシリンジ内で薬剤を溶解して使用します。生物学的製剤一覧については 表1 にまとめましたが、より詳細な情報については日本皮膚科学会の「アトピー性皮膚炎における生物学的製剤の使用ガイダンス」をご参照ください。参考までに、新規の抗 IL-13 抗体のイブグリース皮下注（一般名：レブリキズマブ）も申請中のため、2024 年内の承認が見込まれています。

表1 アトピー性皮膚炎に使用する生物学的製剤の3製品比較表

製品名	デュピクセント	ミチーガ	アドトラーザ
一般名	デュピルマブ	ネモリズマブ	トラロキヌマブ
剤形・規格	皮下注 300 mg シリンジ/ペン、皮下注 200 mg シリンジ	皮下注用 60 mg シリンジ	皮下注 150 mg シリンジ
作用機序	抗 IL-4Rα 抗体	抗 IL-31RA 抗体	抗 IL-13 抗体
適応症	・アトピー性皮膚炎 ・気管支喘息 ・慢性副鼻腔炎 ・結節性痒疹 ・慢性蕁麻疹（申請中）	・アトピー性皮膚炎に伴うそう痒	・アトピー性皮膚炎
用法・用量（成人のアトピー性皮膚炎）	初回に 600 mg を皮下投与し、その後は 1 回 300 mg を 2 週毎に皮下投与	1 回 60 mg を 4 週毎に皮下投与	初回に 600 mg を皮下投与し、その後は 1 回 300 mg を 2 週毎に皮下投与
自己注射	○	○	×
小児（アトピー性皮膚炎）	○（生後 6 か月以上）	○（13 歳以上）	×
生ワクチンの接種	避けること	記載なし	避けること
最適使用推進ガイドライン（アトピー性皮膚炎）	対象	対象	対象
貯法	凍結を避け、2〜8℃にて保存	室温保存	凍結を避け、2〜8℃にて保存

ビンゼレックス皮下注 160 mg シリンジ / オートインジェクター（一般名：ビメキズマブ）

承認日	：2022 年 1 月 20 日（2023 年 12 月 22 日：強直性脊椎炎などの適応拡大）
効能・効果	：既存治療で効果不十分な尋常性乾癬、乾癬性関節炎、膿疱性乾癬、乾癬性紅皮症、強直性脊椎炎、X 線基準を満たさない体軸性脊椎関節炎
ワンポイント	：乾癬に使用する 11 製品目の生物学的製剤として登場しました。類薬のコセンティクス（一般名：セクキヌマブ）やトルツ（一般名：イキセキズマブ）は IL-17A を標的としていますが、ビンゼレックスは IL-17A と IL-17F をともに阻害することでコセンティクスに対する優越性が認められています。生物学的製剤一覧については 表2 にまとめましたが、より詳細な情報については日本皮膚科学会の「乾癬における生物学的製剤の使用ガイダンス（2022 年版）」をご参照ください。

表2 乾癬に使用する生物学的製剤11製品の比較表

製品名（一般名）	剤形	作用機序	自己注射	維持投与中の投与間隔（乾癬）	乾癬の適応症（既存治療で効果不十分な下記疾患）				他疾患の適応症
					尋常性	関節症性	膿疱性	紅皮症	
レミケード（インフリキシマブ）	点滴静注用（バイアル）	抗TNFα抗体	×	8 週	○	○	○	○	ベーチェット病、強直性脊椎炎、川崎病、クローン病、潰瘍性大腸炎、関節リウマチ
ヒュミラ（アダリムマブ）	皮下注シリンジ/ペン	抗TNFα抗体	○	2 週	○	○	○	×	強直性脊椎炎、ベーチェット病、クローン病、潰瘍性大腸炎、関節リウマチなど
シムジア（セルトリズマブペゴル）	皮下注シリンジ/オートクリックス	抗TNFα抗体	○	2週または4週	○	○	○	○	関節リウマチ
ステラーラ（ウステキヌマブ）	・点滴静注（バイアル）・皮下注シリンジ	抗IL-12/23p40サブユニット抗体	×	12 週	○	○	×	×	クローン病、潰瘍性大腸炎
コセンティクス（セクキヌマブ）	皮下注シリンジ/ペン	抗IL-17A抗体	○	4 週	○	○	○	×	強直性脊椎炎、体軸性脊椎関節炎
トルツ（イキセキズマブ）	皮下注シリンジ/オートインジェクター	抗IL-17A抗体	○	4 週	○	○	○	○	強直性脊椎炎、体軸性脊椎関節炎
ルミセフ（ブロダルマブ）	皮下注シリンジ	抗IL-17RA抗体	○	2 週	○	○	○	○	強直性脊椎炎、体軸性脊椎関節炎、掌蹠膿疱症、全身性強皮症（申請中）
トレムフィア（グセルクマブ）	皮下注シリンジ	抗IL-23p19サブユニット抗体	×	8 週	○	○	○	○	掌蹠膿疱症
スキリージ（リサンキズマブ）	・点滴静注（バイアル）・皮下注シリンジ/ペン/オートドーザー	抗IL-23p19サブユニット抗体	×	12 週	○	○	○	○	掌蹠膿疱症、クローン病
イルミア（チルドラキズマブ）	皮下注シリンジ	抗IL-23p19サブユニット抗体	×	12 週	○	×	×	×	-
ビンゼレックス（ビメキズマブ）	皮下注シリンジ/オートインジェクター	抗IL-17A/F抗体	○	4週または8週	○	○	○	○	強直性脊椎炎、体軸性脊椎関節炎、化膿性汗腺炎（申請中）

国内初の第 Xa 因子阻害薬に対する中和薬！

27. オンデキサ静注用 200 mg
（一般名：アンデキサネット　アルファ）

承認日	：2022 年 3 月 28 日
効能・効果	：直接作用型第 Xa 因子阻害薬（アピキサバン、リバーロキサバンまたはエドキサバン）投与中の患者における、生命を脅かす出血または止血困難な出血の発現時の抗凝固作用の中和
用法・用量	：「処方鑑査のポイント」の項を参照
主な副作用	：発熱、虚血性脳卒中など

\ 詳細記事 /

注目度ランク：★★☆（2022 年承認新薬の記事のうち、WEB サイトへのアクセス数 7 位）

> 心房細動
> における
> 薬物療法を解説！

○ DOAC による薬物治療と中和薬の基礎知識

- 心房細動には、心臓の弁に異常のある「弁膜症性心房細動」と、弁（生体弁を含む）には異常は認められない「非弁膜症性心房細動」があります[1]。
- 非弁膜症性心房細動は年齢や生活習慣病が原因と考えられていて、心原性の血栓による脳梗塞などのリスクが高まることから適切な抗凝固療法が必要です。
- 特に CHADS$_2$ スコア[注] が 1 点以上の場合、 表27-1 の直接作用型経口抗凝固薬（DOAC[注]）が推奨されています[1]。
- ワルファリンと比較して、DOAC は出血のリスクが低いとされていますが、DOAC の投与でもしばしば出血が認められることがあります。
- DOAC による軽度の出血の場合、経過観察や DOAC の休薬（1 回 or 1 日分）を行います。中等度・重症または脳・眼底の出血では止血処置に加えて、活性炭（内服 4 時間以内）や、中和薬のプリズバインド（一般名：イダルシズマブ）やオンデキサの投与を検討します。

注 CHADS$_2$ スコア　心不全（Congestive heart failure）[1点]、高血圧（Hypertension）[1点]、高齢（Age，75歳以上）[1点]、糖尿病（Diabetes mellitus）[1点]、脳梗塞・一過性脳虚血発作（Stroke/TIA）の既往例[2点]では脳梗塞の発症リスクが高まることから、そのリスク評価としてそれぞれの頭文字を取った CHADS$_2$ スコアが用いられます。

注 DOAC　direct oral anticoagulant：直接作用型経口抗凝固薬

表 27-1　DOAC4製品の比較表

		プラザキサ カプセル 75 mg/ 110 mg	リクシアナ錠 /OD 錠 15mg/30mg /60mg	イグザレルト錠/OD 錠/細粒分包 2.5 mg（錠のみ)/10 mg/15 mg、ドライシロップ小児用 51.7 mg/103.4 mg	エリキュース錠 2.5 mg/5 mg
製品名		プラザキサ カプセル 75 mg/ 110 mg	リクシアナ錠 /OD 錠 15mg/30mg /60mg	イグザレルト錠/OD 錠/細粒分包 2.5 mg（錠のみ)/10 mg/15 mg、ドライシロップ小児用 51.7 mg/103.4 mg	エリキュース錠 2.5 mg/5 mg
一般名		ダビガトランエテキシラート	エドキサバン	リバーロキサバン	アピキサバン
作用機序		トロンビン阻害		第 Xa 因子阻害	
適応症※1	①NVAF における塞栓症抑制	○	○	○	○
	②VTE の治療・再発抑制	-	○	○	○
	③下肢整形外科手術における VTE の発症抑制	-	○ （60 mg は適応なし）	-	-
	④下肢血行再建術施行後の PAD における血栓・塞栓形成の抑制	-	-	○ （2.5 mg 錠のみ）	-
	⑤Fontan 手術施行後における血栓・塞栓形成の抑制	-	-	○	-
用法		1 日 2 回	1 日 1 回	1 日 1 回※2	1 日 2 回
小児		×	×	○（②・⑤のみ）	×
腎機能による禁忌		CCr<30 mL/分	・①・②：CCr<15 mL/分 ・③：CCr<30 mL/分	・①：CCr<15 mL/分 ・②・⑤：CCr<30 mL/分（成人)、eGFR<30 mL/分/1.73 m² （小児） ・④：eGFR<15 mL/分/1.73 m²	・①：CCr<15 mL/分 ・②：CCr<30 mL/分
肝機能による禁忌		-	-	中等度以上	-
併用禁忌		P-gp 阻害薬	-	・HIV プロテアーゼ阻害薬 ・コビシスタットを含有する製剤 ・アゾール系抗真菌薬（経口または注射剤） ・パキロビッドパック、ゾコーバ錠	-

※1　NVAF（non-valvular atrial fibrillation)：非弁膜症性心房細動、VTE（venous thromboembolism)：静脈血栓塞栓症、PAD（peripheral arterial disease)：末梢動脈疾患
※2　②の初期3週間（成人）と、④は1日2回。ドライシロップは体重に応じて1 日1 ～ 3 回

○ 作用機序

　止血には、血小板が関わる一次止血と、凝固因子が関わる二次止血があります。DOACは二次止血に関与している血液凝固因子の働きを阻害することで、フィブリン血栓の形成を抑制します。

　DOACは大きく分けると「トロンビン阻害薬」と「第Xa因子阻害薬」があり、オンデキサは第Xa因子のおとりタンパク質です。第Xa因子を遺伝子改変することによって、第Xa因子としての生理活性をもたずに第Xa因子阻害薬と結合することで、その働きを中和します（図27-1）。

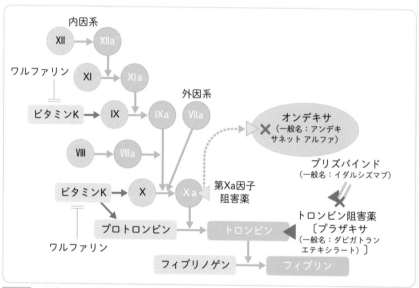

図27-1　**血液凝固反応における主な抗凝固療法（ワルファリンおよびDOAC）と対応する中和薬の作用機序**

○ 類薬との比較

　これまで、DOACの中和薬にはトロンビン阻害薬の中和薬であるプリズバインドしかありませんでしたが、第Xa因子阻害薬の中和薬であるオンデキサが加わりました。対象となるDOACが異なるため、使い分けは特にありませんが、両薬剤の特徴には差があります。**注目すべきは「適応症」「用法・用量」「抗凝固療法の再開の目安」です。**

　適応症については、いずれも生命を脅かす出血や止血困難な出血の場合に中和薬として使用することができます。また、プリズバインドは重大な出血が予想さ

174

れる手術時にも使用することができますが、オンデキサは同状況には使用できません（現在、臨床試験が進行中）。

　用法・用量について、プリズバインドは溶解が不要の水性注射剤で、投与は20分前後で完了します。一方、オンデキサは凍結乾燥製剤のため注射用水による溶解が必要です。さらに、2種類の用法・用量（図27-2）があり、いずれも投与完了までに2時間以上を要します。生命を脅かす出血の際には迅速な対応が求められますが、同じ中和薬であっても調製や投与時間がかなり異なるため、注意が必要です。

　最後に、抗凝固薬の再開の目安についてです。止血後は血栓塞栓症のリスクを低減するため、できる限り速やかに適切な抗凝固薬の再開を考慮することとされています。プリズバインドの場合、プラザキサは24時間後に再開可能です。オンデキサの場合、再開の目安は特に記載されていません。参考までに臨床試験において、オンデキサの投与終了から抗凝固薬の再開までの期間は、約半数の患者で「4日未満」、うち最も多かったのは「1日超4日未満」とのことでした[2]。オンデキサの消失半減期は約5時間のため、1日前後で再開しているケースが多い印象です。

表27-2　DOACの中和薬2製品の比較表

製品名	プリズバインド静注液 2.5 g	オンデキサ静注用 200 mg
一般名	イダルシズマブ	アンデキサネット　アルファ
性状	溶解済み水性注射剤	凍結乾燥製剤
作用機序	抗ダビガトラン抗体の Fab	第Ⅹa 因子のおとりタンパク質
適応症	以下の状況におけるダビガトランの抗凝固作用の中和	以下の状況における第Ⅹa 因子阻害薬の抗凝固作用の中和
生命を脅かす出血または止血困難な出血の発現時	○	○
重大な出血が予想される緊急を要する手術または処置の施行時	○	-
用法・用量	1 回 5 g（2 バイアル）を点滴静注または急速静注 ※点滴静注の場合は 1 バイアルにつき 5〜10 分かけて投与	第Ⅹa 因子阻害薬の種類・投与量・最終投与からの経過時間に応じて A 法または B 法
投与完了までに要する時間	20 分前後	A 法：約 2 時間 15 分 B 法：約 2 時間 30 分
抗凝固薬の再開	ダビガトランの場合：24 時間後に再開可能 他の抗凝固剤の場合：いつでも再開可能	できる限り速やかに再開 （消失半減期は約 5 時間で、比較的速やかに体内から消失するため、医学的に良好な状態に回復すれば直ちに再開することが可能）[2]

○ 処方鑑査のポイント

オンデキサは第Xa因子阻害薬の作用を抑制するとともに、内因性抗凝固因子のTFPI^(注)（組織因子経路インヒビター）にも親和性を有しているため、間接的に凝固反応を促す可能性が示唆[3]されています。そのため、重大な副作用として血栓塞栓症が挙げられています。次のような患者の場合、血栓塞栓症の危険性が増大する可能性があることから、注意が必要です。オンデキサが処方された際には以下の処方歴などを確認しておきましょう。

- 出血性イベントの発現前7日以内に乾燥濃縮人プロトロンビン複合体製剤、遺伝子組換え活性型血液凝固第Ⅶ因子製剤、全血製剤、新鮮凍結血漿または血漿分画製剤の投与を受けた
- 出血性イベントの発現前2週間以内に血栓塞栓症または播種性血管内凝固の診断を受けた

また、オンデキサは対象となるDOACの種類や、抗凝固作用の残存度合（投与量や最終投与からの経過時間）によって用法・用量が2種類（A法・B法）あるため、DOACの投与量と最終服用時間の確認も重要です（図27-2）[4]。しかしながら、なかなか最終服用時間を確認することは困難なため、実臨床では「不明」としてB法が選択されることが多いと思われます。

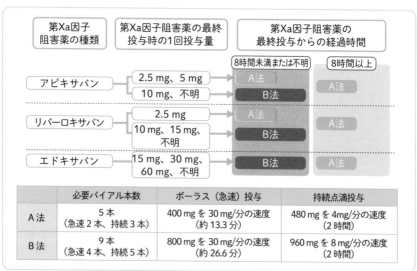

図 27-2　オンデキサの用法・用量：DOACの1回投与量と最終服用時間の確認が必要[4]

服薬指導のポイント

　本剤はその性質上緊急時に使用することが多いので、使用に際して薬剤師が服薬指導をする機会は少ないかもしれません。もし患者さんやその家族に指導をする際には、投与の目的や投与方法のほかに、本剤はあくまで第Xa因子阻害薬による抗凝固作用を中和する薬剤であって、並行して圧迫止血や輸液などの標準的な対症療法も実施することなどを説明すると良いでしょう[2]。また、前述のように本剤によって抗凝固薬作用が中和された後は血栓塞栓症の発症リスクが高くなるため、状況に応じて可能な限り早く抗凝固薬を再開するということも伝えておく必要があります。

　本剤は対象となるDOACの種類や投与量、最終投与からの経過時間によって用法・用量が異なりますし、ワルファリンやプラザキサの場合には使用することができません。そのため、緊急時であっても自身の内服薬を医療従事者に示すことができるようにお薬手帳や服薬カードを常に持参する、家族にも服用している薬を共有しておく、かかりつけ医やかかりつけ薬局の連絡先を分かりやすい場所に記載しておくなど、本剤を使用することになったときのための事前の服薬指導が重要になると考えられます。日頃からDOACを含め、抗凝固薬を服用している患者さんへの指導時には意識しておくことが望ましいでしょう。

　 まとめ　　オンデキサ静注用

- 国内初の第Xa因子阻害薬に対する中和薬。
- DOACの種類・投与量や最終投与からの経過時間に応じてA法とB法がある。
- 止血後は血栓塞栓症のリスクを低減するため、できる限り速やかに適切な抗凝固薬の再開を考慮する。

参考文献

1）　日本循環器学会, ほか. 2020年改訂版 不整脈薬物治療ガイドライン. 2023年更新
2）　オンデキサ　適正使用ガイド
3）　オンデキサ　医薬品リスク管理計画書
4）　オンデキサ　投与方法の解説

注 TFPI｜tissue factor pathway inhibitor：組織因子経路インヒビター

国内 3 製品目の静注鉄剤で、1 回で 1,000 mg の鉄を投与可能！

28. モノヴァー静注 500 mg/1,000 mg
（一般名：デルイソマルトース第二鉄）

承認日：2022 年 3 月 28 日
効能・効果：鉄欠乏性貧血
用法・用量：鉄として 1 回あたり以下の用量を上限として点滴静注
または静注する。

	点滴静注	静注（緩徐に）	総投与鉄量
体重 50 kg 以上の成人	1,000 mg/回を上限として週 1 回	500 mg/回を上限として最大週 2 回	2,000 mg
体重 50 kg 未満の成人	20mg/kg/回を上限として週 1 回		1,000 mg

＼詳細記事／

主な副作用：肝酵素上昇、低リン酸血症、蕁麻疹、発熱など

注目度ランク：★☆☆（2022 年承認新薬の記事のうち、WEB サイトへのアクセス数 11 位）

○ 鉄欠乏性貧血の薬物治療の基礎知識

- ヘモグロビン（Hb）値 12 g/dL 未満、血清フェリチン値 12 ng/mL 未満、総鉄結合能（TIBC→P.59）360 μg/dL 以上の場合に鉄欠乏性貧血と診断されます[1]。
- 女性の過多月経や妊娠、分娩後の出血、消化管出血、消化管からの鉄吸収不良、鉄の摂取不足などが原因となることが多いとされています。CKD（→P.49、P.55）の合併症として発症することもあります。
- 原因や原疾患を特定し、それに対する治療を行います。並行して鉄剤による鉄の補充を行うことも大切です。
- 鉄剤には**経口**鉄剤と**静注**鉄剤があり、基本は経口鉄剤から治療を開始します。多量の出血で経口鉄剤では補充が間に合わない場合や、消化器疾患で内服が不適切な場合、透析時に鉄を補充する場合などには最初から静注鉄剤が選択されることもあります。また、経口鉄剤の副作用（悪心・嘔吐などの消化器症状）が強い場合には静注鉄剤に切り替えます。
- 静注鉄剤の投与を開始する際には鉄過剰に陥らないよう、総投与鉄量を必ず計算し、できるだけ短期間で投与して必要量に達すれば治療を打ち切ることが望

ましいとされています。

○ 作用機序

モノヴァーは第二鉄（3価の鉄イオン）とデルイソマルトースの複合体です。血中では遊離鉄（非トランスフェリン結合鉄）を遊離しにくく、マクロファージなどに取り込まれた後、細胞内で徐々に鉄が分離されます。分離された鉄はトランスフェリンと結合して骨髄へと運搬され、ヘモグロビン合成に利用されます（図28-1）。

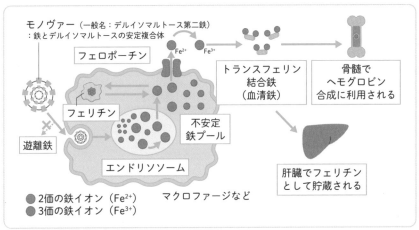

図 28-1 モノヴァーの作用機序（インタビューフォームより作成）

○ 類薬との比較

現在、静注鉄剤は3製品ありますので、表28-1に特徴などをまとめました。**使い分けのポイントは「位置付け」「用法・用量（特に鉄量）」「副作用」です。**

いずれの静注鉄剤も、経口鉄剤が不適・不耐で、原則、投与前のHb値が8.0 g/dL未満の場合に検討されます。Hb値が8.0 g/dL以上の場合、フェジン（一般名：含糖酸化鉄）による治療で対応できない場合にのみ、モノヴァーかフェインジェクト（一般名：カルボキシマルトース第二鉄）を投与することが可能で、投与が必要と判断した理由を診療報酬明細書に記載することとされています[2]。つまり、Hb値が8.0 g/dL未満の場合はいずれも横並びの位置付けですが、Hb値が8.0 g/dL以上の場合はフェジンを優先的に使用します。また、透析期CKDで静注鉄剤が必要な場合、透析のタイミングと合わせてフェジンの投与が推奨されています[3]。

続いて、用法・用量についてです。フェジンの投与間隔は特に指定がなく、1日

表 28-1 静注鉄剤3製品の比較表

製品名	フェジン静注 40 mg	フェインジェクト静注 500 mg	モノヴァー静注 500 mg/1,000 mg
一般名	含糖酸化鉄	カルボキシマルトース第二鉄	デルイソマルトース第二鉄
用法	2分以上かけて徐々に静脈内注射（投与間隔の指定はなし）	週1回緩徐に静注または点滴静注	週1回点滴静注または週2回緩徐に静注
投与可能鉄量	1日40〜120 mg	1回 500 mg	・週1回：体重50 kg以上→上限1,000 mg/回 体重50 kg未満→上限20 mg/kg/回 ・週2回：上限500 mg/回
総投与鉄量（Hb値・体重に応じることを前提に）	計算式に応じる〔2.72×（16−Hb g/dL）+17〕×体重 kg	1,500 mg（体重70 kg以上の場合）	2,000 mg（体重70 kg以上かつHb値10 g/dL未満の場合）
禁忌（過敏症の既往歴以外）	・重篤な肝障害 ・鉄欠乏状態にない	・鉄欠乏状態にない	・鉄欠乏状態にない
位置付け※ Hb値 8.0 g/dL未満	投与可能		
位置付け※ Hb値 8.0 g/dL以上	優先的に投与	フェジンが対応できない場合にのみ投与可能（投与が必要と判断した理由を診療報酬明細書に記載すること）	
位置付け※ 透析期CKD[3]	投与例が記載（PD[注]：通院時、HD[注]：週1回 or 2週に1回）	-	-
重大な副作用	ショック（頻度不明）、骨軟化症（頻度不明）	過敏症（頻度不明）	過敏症（頻度不明）

※経口鉄剤が不適・不耐の場合に限る

40〜120 mgの鉄を投与します。透析の通院日に投与することや、週1回の投与、2週に1回の投与も可能です。ただし、1回あたりの投与可能鉄量が少ないことから、頻回の来院が必要になり、また、治療期間が長期にわたる可能性があります。フェインジェクトは週1回の投与、モノヴァーは週1〜2回の投与が可能で、1回あたりの投与可能鉄量も多いこと（フェインジェクト：500 mg、モノヴァー：1,000

注 PD peritoneal dialysis：腹膜透析

注 HD hemodialysis：血液透析

mg）から来院回数の軽減や治療期間の短縮が期待できます。モノヴァーは血中における遊離鉄の量が他の２製品より少なく[4]、遊離鉄による副作用の軽減が期待されているため、一度に投与できる鉄量が多いと考えられます。総投与鉄量については、フェジン（計算式に応じる）＞モノヴァー（2,000 mg）＞フェインジェクト（1,500 mg）の順です。

　最後に副作用です。鉄剤は線維芽細胞増殖因子23（FGF23[注]）の産生量を増加させることが知られていて、FGF23がリンの再吸収を抑制（排泄を促進）することで低リン血症の発現リスクが高まると考えられています。フェジンに対するフェインジェクトの非劣性を検証した国内第Ⅲ相試験[5]において、低リン血症の発現率は同程度と報告されています。また、モノヴァー（1,000 mgの単回投与）とフェインジェクト（1回750 mgを1日目と7日目に投与）の低リン血症の発現率を検証した海外第Ⅲ相試験[6]において、低リン血症の発現率はモノヴァー群で有意に低かったと報告されています。ただし、本試験のフェインジェクトは国内承認用法・用量と異なるため、解釈には注意が必要です。

　静注鉄剤はできるだけ短期間で治療を完了することが望ましいとされています。必要鉄量が多い場合、**1回投与量が多く、低リン血症のリスクが少ない**モノヴァーが適しているのではないでしょうか。

○ 処方鑑査のポイント

　モノヴァーの投与に際しては、事前にHb値と体重（分娩後出血に伴う場合には妊娠前の体重）から総投与鉄量を算出します。

表28-2 モノヴァー投与における総投与鉄量の算出方法（インタビューフォームより作成）

投与前ヘモグロビン値	体重			
	40 kg 未満	40 kg 以上 50 kg 未満	50 kg 以上 70 kg 未満	70 kg 以上
10 g/dL 以上	下記の計算式を用いて算出する	750 mg	1,000 mg	1,500 mg
10 g/dL 未満		1,000 mg	1,500 mg	2,000 mg

体重40 kg未満の患者における総投与鉄量（mg）＝［2.2×（16−投与前ヘモグロビン値g/dL）＋10］×（体重kg）

　さらに、週1回投与の点滴静注（15分以上かけて投与）か、週2回投与の静注（2分以上かけて緩徐に投与）かを選択の上、個別の投与計画を作成します。例え

注 FGF23　fibroblast growth factor 23：線維芽細胞増殖因子23

ば、総投与鉄量が1,000 mgの場合、点滴静注なら1度の投与（1,000 mg）で治療が完了しますが、高用量の鉄を投与するため、副作用の懸念があります。その場合、週2回（1回500 mg×2）の静注を選択することも可能です。

　モノヴァーは液剤（100 mg/mL）のため、生理食塩液で用時希釈します。点滴静注の場合、総液量は最大500 mLまでです。静注の場合、希釈不要で投与可能ですが、希釈して投与することも可能です（希釈時の総液量は最大20 mLまで）。また、濃度は1 mg/mL未満に希釈してはならないとされていますので、投与計画と合わせて確認しておきましょう。

服薬指導のポイント

　モノヴァーは、前述したような週1〜2回の投与が可能で1回あたりの投与可能鉄量も多いといった特徴などから、主に外来患者さんに対しての使用が想定されます。薬剤師が直接服薬指導をする機会は少ないかもしれませんが、投与に関する以下のポイントは押さえておくと良いでしょう。

　まず、本剤は稀にショック、アナフィラキシーなどの重篤な過敏症が現れることがあります。アナフィラキシーを示す症状として「①持続性低血圧」、「②舌や気道の血管浮腫」、「③心血管症状、皮膚症状、呼吸器症状、消化器症状のうち2つ以上の併発があること」などが挙げられます。

　また、静注鉄剤によるインフュージョンリアクションとしてFishbane reactionが知られています。約100人に1人の割合で発生し、一過性の潮紅と関節の痛みを伴う体幹（背中や胸）の筋肉痛を特徴としていますが、多くの場合、投与の一時中止により症状は数分で消失し、通常は低速度の注入での再投与により再発は見られないとされています[7]。その他の症状として蕁麻疹・かゆみ・発疹・頻脈・悪心・頭痛などが起こる可能性があります。

　この他にも遅発型反応として投与から数日経って発熱、関節痛、筋肉痛などが起こることがあります。しかし、いずれも軽度から中等度で無処置、または解熱鎮痛薬などの一般的な対症療法により回復するとされています。参考として、発熱と蕁麻疹は多くが投与初期（1週以内）に発現しており、持続期間の平均値（±SD）は国内臨床試験では発熱が2.7日（±1.2日）、蕁麻疹が5.7日（±7.3日）でした[8]。

　もし直近でモノヴァーを使用した患者さんが上記のような症状を訴えていた場合、適切なアドバイスができるようにしておきましょう。

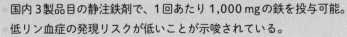

まとめ モノヴァー静注

- 国内3製品目の静注鉄剤で、1回あたり1,000 mgの鉄を投与可能。
- 低リン血症の発現リスクが低いことが示唆されている。
- Hb値と体重から総投与鉄量を算出し、個別の投与計画を作成する。

参考文献

1) 日本鉄バイオサイエンス学会. 鉄剤の適正使用による貧血治療指針 第3版. 2015
2) 保険適用上の留意事項通知：保医発0314 第4号. 2023
3) 日本透析医学会. 慢性腎臓病患者における腎性貧血治療のガイドライン 2015年版
4) Garbowski MW, et al. Haematologica. 2021; 106: 2885-2896. PMID:33054113
5) Ikuta K, et al. Int J Hematol. 2019; 109: 41-49. PMID: 30039442
6) Wolf M, et al. JAMA. 2020; 323: 432-443. PMID: 32016310
7) Rampton D, et al. Haematologica. 2014; 99: 1671-1676. PMID: 25420283
8) モノヴァー　申請資料概要

遠隔転移を有する前立腺がんで ADT＋DTX と併用する初の ARSI

29. ニュベクオ錠 300 mg
（一般名：ダロルタミド）

承認日	：2020 年 1 月 23 日（2023 年 2 月 24 日に②の適応拡大が承認）
効能・効果	：①遠隔転移を有しない去勢抵抗性前立腺がん、②遠隔転移を有する前立腺がん
用法・用量	：①通常、成人にはダロルタミドとして 1 回 600 mg を 1 日 2 回、食後に経口投与する。なお、患者の状態により適宜減量する。②ドセタキセルとの併用において、通常、成人にはダロルタミドとして 1 回 600 mg を 1 日 2 回、食後に経口投与する。なお、患者の状態により適宜減量する。
主な副作用	：ほてり、疲労、高血圧、AST/ALT 増加、下痢、悪心、貧血、心臓障害など

＼ 詳細記事 ／

注目度ランク： ★☆☆ （2020 年承認新薬の記事のうち、WEB サイトへのアクセス数 11 位）

○ 前立腺がんの薬物治療の基礎知識

- 前立腺がんは進行度に応じた「病期分類（TNM 分類 (注)）」によって治療方針が異なります。主な治療法には手術、放射線治療、薬物療法（内分泌療法・化学療法）などがあり、適宜組み合わせて行います。早期の場合は手術によって取り除きますが、手術困難な場合や遠隔転移を有する場合は薬物療法が行われます [1]。
- 前立腺がんはアンドロゲン（男性ホルモン）によって増殖するため、アンドロゲン遮断療法（ADT (注)）が中心です。ADT には、精巣を物理的に摘出する「外科的去勢」と内分泌療法による「内科的去勢」があり、一般的には内科的去勢が行われます。
- 内分泌療法による主な ADT として、GnRH アゴニストのリュープリン（一般名：リュープロレリン）などや、GnRH アンタゴニストのゴナックス（一般名：デガレ

注 TNM 分類 「T：がんが前立腺の中にとどまっているか、周辺の組織・臓器にまで及んでいるか」「N：前立腺からのリンパ液が流れている近くのリンパ節へ転移しているか」「M：遠隔転移があるか」の 3 つの指標による病期分類法です。

注 ADT androgen deprivation therapy：アンドロゲン遮断療法

リクス）があります。以前は第一世代の抗アンドロゲン薬としてカソデックス（一般名：ビカルタミド）やオダイン（一般名：フルタミド）を適宜併用することもありました。近年では新規アンドロゲン受容体シグナル阻害薬（ARSI^{（注）}）として、抗アンドロゲン薬のイクスタンジ（一般名：エンザルタミド）、アーリーダ（一般名：アパルタミド）、ニュベクオや、アンドロゲン合成阻害薬のザイティガ（一般名：アビラテロン）が登場しました。

- 遠隔転移を有する去勢感受性前立腺がん（mCSPC^{（注）}）の場合、ADT単独、ADT＋イクスタンジorアーリーダ、ADT＋ザイティガ（ハイリスクの場合）、ADT＋タキソテール（DTX^{（注）}）が使用されていましたが、2023年2月よりADT＋DTX＋ニュベクオも使用可能となりました。

- 遠隔転移を有しない去勢感受性前立腺がんはADT単独が基本ですが、いずれは抵抗性を示してしまいます。ADTに抵抗性を示した前立腺がんのことを「去勢抵抗性前立腺がん（CRPC^{（注）}）」と呼び、遠隔転移がないままのnmCRPC^{（注）}と、遠隔転移に進展するmCRPC^{（注）}があり、前治療でARSIを使用していない場合、ARSIが使用可能です。

○ 作用機序

ニュベクオはアンドロゲン受容体（AR^{（注）}）を阻害するとともに、ARの核内移行と転写活性を抑制します。これにより、ARを介したシグナル伝達を阻害し、アンドロゲン依存性の前立腺がん細胞の増殖を抑制すると考えられています（図29-1）。

注 ARSI（novel androgen receptor signaling inhibitor：新規アンドロゲン受容体シグナル阻害薬）　近年承認されたザイティガ（一般名：アビラテロン）、イクスタンジ（一般名：エンザルタミド）、アーリーダ（一般名：アパルタミド）、ニュベクオを指します。ARAT（androgen receptor-axis-targeted agents：新規アンドロゲン受容体軸標的薬）という用語で表されることもあります。

注 mCSPC　metastatic castration-sensitive prostate cancer：遠隔転移を有する去勢感受性前立腺がん（転移性去勢感受性前立腺がん）

注 DTX　docetaxel：ドセタキセル

注 CRPC　castration-resistant prostate cancer：去勢抵抗性前立腺がん

注 nmCRPC　nonmetastatic CRPC：遠隔転移がない去勢抵抗性前立腺がん（非転移性去勢抵抗性前立腺がん）

注 mCRPC　metastatic CRPC：遠隔転移を有する去勢抵抗性前立腺がん（転移性去勢抵抗性前立腺がん）

注 AR　androgen receptor：アンドロゲン受容体

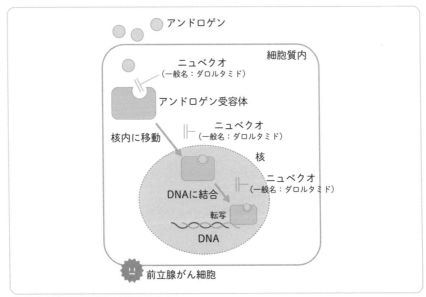

図 29-1 ニュベクオの作用機序

類薬との比較

　現在、前立腺がんに使用されるARSIは4製品ありますので、表29-1 に特徴などを
まとめました。**使い分けのポイントは「位置付け」「相互作用」「副作用」です。**

　4製品はいずれも最初はCRPCを対象として承認されました。CRPCの中でも遠
隔転移を有さないnmCRPCは4製品全てが使用可能ですが、遠隔転移を有する
mCRPCの場合、ザイティガかイクスタンジのみが使用可能です。その後、mCSPC
を対象としたARSIの臨床試験が相次いで報告され、いずれもADTに上乗せする
ことで生存期間の有意な改善が認められました。また、高腫瘍量やハイリスクの
mCSPCを対象として海外で実施されたCHAARTED試験[2]、STAMPEDE試験[3]
などでADTにDTXを上乗せすることで全生存期間の有意な改善が認められ、国
内では2021年からADT＋DTXも使用可能となりました。さらに、ADT＋DTXに
ニュベクオを上乗せするARASENS試験[4,5]が報告され、生存期間の有意な延長が
示されました。mCSPCにおけるこれらの治療法は、米国のNCCNガイドライン[注]
ではいずれもカテゴリー1で推奨[6]されています。現在、明確な使い分けはないも

注 NCCN ガイドライン　全米を代表とするがんセンターで結成されたガイドライン策定組織であるNCCN
（National Comprehensive Cancer Network：全米総合がん情報ネットワーク）が作成しているガイドライン
です。エビデンスとコンセンサスのカテゴリーは1、2A、2B、3があり、1が最も高いカテゴリー（高レベルのエ
ビデンスに基づいており、その介入が適切であるというNCCNの統一したコンセンサスが存在する）です。

表 29-1　前立腺がんに使用されるARSI4製品の比較表

	ザイティガ錠 250 mg/500 mg	イクスタンジ錠 40 mg/80 mg	アーリーダ錠 60 mg	ニュベクオ錠 300 mg
製品名	ザイティガ錠 250 mg/500 mg	イクスタンジ錠 40 mg/80 mg	アーリーダ錠 60 mg	ニュベクオ錠 300 mg
一般名	アビラテロン	エンザルタミド	アパルタミド	ダロルタミド
作用機序	アンドロゲン合成阻害	抗アンドロゲン		
効能・効果	・去勢抵抗性前立腺がん ・内分泌療法未治療のハイリスクの予後因子を有する前立腺がん	・去勢抵抗性前立腺がん ・遠隔転移を有する前立腺がん	・遠隔転移を有しない去勢抵抗性前立腺がん ・遠隔転移を有する前立腺がん	・遠隔転移を有しない去勢抵抗性前立腺がん ・遠隔転移を有する前立腺がん
位置付け（いずれもADT併用） nmCRPC	×	○	○	○
mCRPC	○ （BRCA遺伝子変異陽性の場合、オラパリブ併用も可）	○	×	×
mCSPC	○	○	○	○
条件	以下のうち、2つ以上を有する ・Gleasonスコアが8以上 ・骨スキャンで3か所以上の骨病変あり ・内臓転移あり（リンパ節転移を除く）	-	-	-
ADT以外の併用薬	プレドニゾロン	-	-	DTX
用法・用量	1日1回1,000 mgを空腹時に経口投与	1日1回160 mgを経口投与	1日1回240 mgを経口投与	1日2回、1回600 mgを食後に経口投与
プレドニゾロンとの併用	必須	-	-	-
禁忌（過敏症の既往歴以外）	重度の肝機能障害			
併用禁忌	-	ドラビリン、ゾコーバ錠	パキロビッドパック、ゾコーバ錠	-
併用注意	・CYP2D6の基質薬剤 ・CYP3A4誘導薬 ・低カリウム血症を起こすおそれのある薬剤 ・ピオグリタゾン、レパグリニド	・痙攣発作の閾値を低下させる薬剤 ・CYP2C8阻害薬/誘導薬 ・CYP3A4/CYP2C9/CYP2C19の基質薬剤	・痙攣発作の閾値を低下させる薬剤 ・CYP2C8阻害薬 ・CYP3A阻害薬 ・CYP3A/CYP2C9/CYP2C19/P-gp/BCRP/OATP1B1の基質薬剤	・CYP3Aの強い誘導薬 ・BCRP/OATP1B1/OATP1B3の基質薬剤
重大な副作用	心臓障害、劇症肝炎、肝不全、肝機能障害、低カリウム血症、血小板減少、横紋筋融解症	痙攣発作、血小板減少、間質性肺疾患	痙攣発作、心臓障害、重度の皮膚障害、薬剤性過敏症候群、間質性肺疾患	心臓障害

のの、NCCN ガイドラインにおいて ADT+DTX+ニュベクオは、高腫瘍量の mCSPC で化学療法が適している場合に推奨されています [6]。なお、ARASENS試験では低腫瘍量や低リスクであっても死亡リスクの低減傾向やCRPC になるまでの期間の延長が認められている [5] ため、どの対象に適しているのかは今後の検討課題だと考えられます。

　相互作用について、ニュベクオはCYP阻害作用を示さないため、併用注意が他の薬剤と比較して少ない傾向です。併用禁忌もありません。

　最後に副作用です。マウスを用いた非臨床試験では、イクスタンジとアーリーダは血液脳関門を透過するのに対し、ニュベクオはほとんど透過しないことが示唆されています [7]。イクスタンジとアーリーダは重大な副作用に痙攣発作が挙げられていて、これは中枢神経における$GABA_A$受容体遮断作用によると考えられています。一方、ニュベクオは臨床試験において中枢神経系の副作用はほとんど認められませんでした。

　以上より、ニュベクオはmCSPCに対して ADT+DTX との併用で使用が見込まれますが、これまで国内で ADT+DTX の使用経験が少なかったことから、まずは**高腫瘍量のmCSPC**での使用が進むのではないでしょうか。nmCRPCの場合、ARSI4製品のいずれも使用可能ですが、**相互作用と副作用が少ないニュベクオが使用しやすい**と考えられます。

○ 処方鑑査のポイント

　ニュベクオの効能・効果は2つ（mCSPCとnmCRPC）あり、いずれも1回600 mgを1日2回**食後に**経口投与します。mCSPCの場合、ADTとDTXを併用しますが、こちらは病院で処方・投与されます。副作用などで減量する場合、1回300 mgを1日2回に減量します。

　ニュベクオは主にCYP3A4によって代謝されるため、CYP3Aの強い誘導薬（例：リファンピシン、カルバマゼピン）とは併用注意に該当します。

 服薬指導のポイント

　近年は、がんの患者さんに対して、病名の告知をするのが一般的です。ただ、まさか患者さんに「前立腺がんの薬です」と説明する薬剤師はいないでしょうし、いないことを願います。前立腺がん治療薬の場合は、「ホルモンに作用する薬」という説明で良いと思います。

ニュベクオの服用上の最大の注意点は、食事の影響を受けることで、「食後」の縛りがあります。ちなみに、添付文書には「食後に単回経口投与したとき、ダロルタミドのAUC_{last}およびC_{max}は、空腹時投与と比較して、それぞれ2.5および2.8倍に増加した」と記載があります。空腹時に服用すると、効果が下がる可能性があるので、注意が必要です。患者さんの中には、朝食を摂らない方もいますので、確認してみましょう。もし、朝食を摂る習慣がない場合は、バナナやおにぎりなどの軽食でも良いので、摂ってから服用するよう指導します。

　次に、保管上の注意点です。添付文書では、特に注意喚起はありません。ただ、製薬メーカー作成の指導箋に「直射日光や湿気を避け、室温で保管してください」「服用の直前まで包装シートから取り出さずに、包装シートに入れたままで保存してください」と記載があるので、そのように伝えましょう。また、一包化をするのは避けるべきです。

　重大な副作用は、不整脈などの心臓障害で、これはザイティガとアーリーダにも該当します。不整脈・徐脈・動悸・息切れ・めまいなどが起こった際には、医師に連絡する必要があります。特に、心疾患・高血圧・糖尿病の既往がある患者さんは注意が必要です。

　また、添付文書の「重要な基本的注意」の項に、関連性は明らかではないものの間質性肺疾患が報告されているとの記載があります。イクスタンジとアーリーダは「重大な副作用」の項に記載されています。息切れ・空咳・発熱などの症状が出た場合には、すぐに受診するよう伝えましょう。発熱や軽い咳なら、近医を受診する可能性もあります。風邪のような症状で近医を受診する際には、ニュベクオを服用していることを医師に伝えるよう促しましょう。

　なお、ニュベクオを服用している患者さんは、mCSPCの場合、病院でDTXの点滴を行っている可能性があります（3週に1回、最大6回）。この場合、副作用については、DTXの副作用も考慮する必要があります。

まとめ ニュベクオ錠

遠隔転移を有する去勢感受性前立腺がんでADT+ドセタキセル（DTX）と併用する初の新規アンドロゲン受容体シグナル阻害薬（ARSI）。

他のARSIと比較して、相互作用が少なく、中枢神経系の副作用（痙攣発作）も少ない。

参考文献

1) 日本泌尿器科学会. 前立腺癌診療ガイドライン 2023年版
2) Sweeney CJ, et al. N Engl J Med. 2015; 373:737-746. PMID: 26244877
3) James ND, et al. Lancet. 2016; 387: 1163-1177. PMID: 26719232
4) Smith MR, et al. N Engl J Med. 2022; 386: 1132-1142. PMID: 35179323
5) Hussain M, et al. J Clin Oncol. 2023; 1041: 3595-3607. PMID: 36795843
6) NCCN Guidelines Prostate Cancer Version 4. 2023
7) Moilanen AM, et al. Sci Rep. 2015; 5: 12007. PMID: 26137992

HER2 低発現の乳がんにも使用可能な抗体薬物複合体（ADC）！

30. エンハーツ点滴静注用 100 mg
（一般名：トラスツズマブ　デルクステカン）

承認日：2020 年 3 月 25 日（2023 年 3 月 27 日に②、2023 年 8 月 23 日に④の適応拡大が承認）

効能・効果：①化学療法歴のある HER2 陽性の手術不能または再発乳がん、②化学療法歴のある HER2 低発現の手術不能または再発乳がん、③がん化学療法後に増悪した HER2 陽性の治癒切除不能な進行・再発の胃がん、④がん化学療法後に増悪した HER2（ERBB2）遺伝子変異陽性の切除不能な進行・再発の非小細胞肺がん

用法・用量：①②④通常、成人にはトラスツズマブ　デルクステカンとして 1 回 5.4 mg/kg（体重）を 90 分かけて 3 週間隔で点滴静注する。なお、初回投与の忍容性が良好であれば 2 回目以降の投与時間は 30 分間まで短縮できる。

\ 詳細記事 /

主な副作用：脱毛症、悪心・嘔吐、疲労、食欲減退、下痢、便秘、AST/ALT 増加、間質性肺疾患、骨髄抑制、Infusion reaction など

注目度ランク：★★☆（2020 年承認新薬の記事のうち、WEB サイトへのアクセス数 7 位）

> 乳がんを
> 中心に解説！

○ 乳がんの薬物治療の基礎知識

● 乳がんは進行度に応じた「病期分類（Stage 分類）」によって治療方針が異なります。主な治療法には手術、放射線治療、薬物療法（内分泌療法、化学療法、分子標的薬 ^(注)）があり、適宜組み合わせて行います。

● Stage Ⅰ〜ⅢA は比較的がんが小さく、リンパ節に転移があっても片側の腋窩リンパ節に留まるため、手術によって取り除くことが基本です。がんが大きい場合は、手術前後に薬物療法を行うこともあります[1]。

注 **分子標的薬** 乳がんで使用する分子標的薬には、イブランス（一般名：パルボシクリブ）などのCDK4/6 阻害薬、パージェタ（一般名：ペルツズマブ）・ハーセプチン（一般名：トラスツズマブ）・エンハーツなどの抗 HER2療法、キイトルーダ（一般名：ペムブロリズマブ）・テセントリク（一般名：アテゾリズマブ）などの免疫チェックポイント阻害薬、リムパーザ（一般名：オラパリブ）などのPARP阻害薬があります。2023年9月には、新たな抗HER2療法薬として、ハーセプチンとパージェタの配合皮下注製剤のフェスゴ配合皮下注MA/IN（一般名：ペルツズマブ、トラスツズマブ、ボルヒアルロニダーゼ　アルファ）も承認されました。

- StageⅢB/ⅢCは全身の転移が認められないものの、がんが皮膚に影響を与えていたり、両側の腋窩リンパ節に転移していたりと、全身転移のリスクが高まっている状態です。そのため、薬物療法を基本とし、がんが小さくなれば手術によって取り除きます[1]。

- 他の臓器や全身に転移のあるStageⅣは薬物療法が基本です。薬物療法の決定には、がんのサブタイプが重要で、2つのホルモン受容体（ER[注]、PgR[注]）とHER2[注]の発現状況の検査を必ず行います（表30-1）。ホルモン受容体陽性でHER2陰性の場合、内分泌療法±CDK4/6[注]阻害薬から開始します。ホルモン受容体陰性でHER2陽性の場合、抗HER2療法を中心とした治療を行います。ホルモン受容体陰性でHER2も陰性のトリプルネガティブ乳がんの場合、PD-L1[注]発現やBRCA[注]遺伝子変異の検査を行います。PD-L1陽性の場合は免疫チェックポイント阻害薬、BRCA遺伝子変異陽性の場合はPARP[注]阻害薬を使用します。全て陰性の場合、抗がん剤を中心とした化学療法を行います。なお、初回の薬物療法（一次治療）で抵抗性が認められた場合、異なる作用機序や種類の薬物を用いて二次治療→三次治療→四次治療……と治療を継続していきます[1]。

- エンハーツはStageⅣのHER2陽性乳がんの二次治療や三次治療として使用されますが、最近はHER2低発現[注]乳がんの二次治療にも使用可能となりました[1]。

表30-1　StageⅣ乳がんの主な薬物療法

		ホルモン受容体	
		陽性	陰性
HER2	陽性	・内分泌療法 ・抗HER2療法 ・化学療法	・抗HER2療法 ・化学療法
	陰性	・内分泌療法 ・化学療法 ・CDK4/6阻害薬 ・PARP阻害薬[※1]	・化学療法 ・PARP阻害薬[※1] ・免疫チェックポイント阻害薬[※2]

※1　BRCA遺伝子変異を有する場合
※2　PD-L1を発現している場合

[注] ER　estrogen receptor：エストロゲン受容体
[注] PgR　progesterone receptor：プロゲステロン受容体
[注] HER2　human epidermal growth factor receptor 2：ヒト上皮細胞増殖因子受容体2
[注] CDK4/6　cyclin-dependent kinase 4/6：サイクリン依存性キナーゼ4/6
[注] PD-L1（programmed cell death ligand 1）　がん細胞に発現していて、免疫細胞からの攻撃を逃れる働きをしています。免疫チェックポイント阻害薬の臨床効果を予測する有力なバイオマーカー候補と考えられています。
[注] BRCA　breast cancer susceptibility gene：乳がん感受性遺伝子
[注] PARP　poly (ADP-ribose) polymerase：ポリアデノシン5'二リン酸リボースポリメラーゼ

作用機序

　エンハーツは、HER2を選択的に阻害する抗体のトラスツズマブ（製品名：ハーセプチン）とトポイソメラーゼI阻害作用を有する抗がん剤のデルクステカンを、リンカーを介して結合させた抗体薬物複合体（ADC^(注)）です。デルクステカンは細胞膜の透過性が高いため、周囲のがん細胞にも効果が及びます。そのため、HER2低発現であっても治療効果が期待されると考えられています（図30-1）。

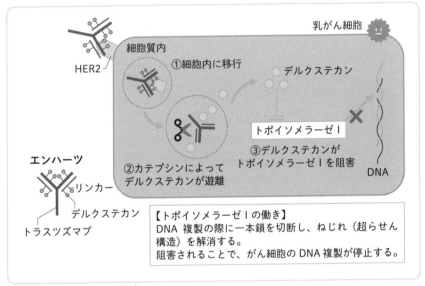

図30-1　エンハーツの作用機序

類薬との比較

　現在、乳がん薬物療法に使用される抗HER2療法の抗体薬は3製品ありますので、表30-2に特徴などをまとめました。いずれもトラスツズマブを基本とした抗体薬です。乳がんにおいてはそれぞれ位置付けが異なっているため、特に使い分けはあり

注　HER2低発現　HER2状況の検査は、HER2タンパク質の発現を確認する免疫組織化学法（IHC法：0，1＋，2＋，3＋の4段階）とHER2遺伝子増幅を確認するin situ hybridization（ISH）法（陽性or陰性）を組み合わせて行われます。これまで、「IHC 3＋」や「IHC 2＋かつISH陽性」の場合にHER2陽性、それ以外の場合はHER2陰性と定義されていました。エンハーツの適応拡大に伴い、HER2陰性の中でも「IHC 1＋」や「IHC 2＋かつISH陰性」の場合、「HER2低発現」という新たな定義が設定されました。これまでのHER2陰性のうち、約60％がHER2低発現に該当し、乳がん全体の約50％を占めるとされています[1]。

注　ADC　antibody-drug conjugate：抗体薬物複合体

表30-2　抗HER2療法の抗体薬3製品の比較表

製品名	ハーセプチン注射用 60/150	カドサイラ点滴静注用 100 mg/160 mg	エンハーツ点滴静注用 100 mg
一般名	トラスツズマブ	トラスツズマブ エムタンシン	トラスツズマブ デルクステカン
1 抗体あたりの薬物結合数	-	平均 3.5 個	平均 8 個
作用機序	抗 HER2 抗体	抗 HER2 抗体＋チューブリン重合阻害	抗 HER2 抗体＋トポイソメラーゼⅠ阻害
乳がん以外の適応症	胃がん、唾液腺がん、結腸・直腸がん	-	胃がん、非小細胞肺がん
用法・用量（乳がんの場合）	1 週毎または3 週毎に点滴静注	3 週毎に点滴静注	3 週毎に点滴静注

		ハーセプチン注射用 60/150	カドサイラ点滴静注用 100 mg/160 mg	エンハーツ点滴静注用 100 mg
	投与時間	初回：90 分以上 2 回目以降：30 分	初回：90 分 2 回目以降：30 分	初回：90 分 2 回目以降：30 分
	他の抗悪性腫瘍剤との併用	○（タキサン系薬剤やパージェタと併用する）	×	×
HER2 陽性乳がんにおけるガイドライン[1]の位置付け（注）	Stage Ⅰ～ⅢC の術前薬物療法	化学療法＋パージェタ併用（推奨の強さ 1）	-	
	Stage Ⅰ～ⅢC の術後薬物療法	化学療法＋パージェタ併用（推奨の強さ 1）	術前薬物療法で病理学的完全奏効が得られなかった場合の術後薬物療法（推奨の強さ 1）	
	Stage Ⅳの一次治療	ドセタキセル＋パージェタ併用（推奨の強さ 1）パクリタキセル＋パージェタ併用（推奨の強さ 2）	行わないことを弱く推奨（推奨の強さ 3）	
	Stage Ⅳの二次治療以降	-	推奨し難いと判断	HER2 陽性：強く推奨（推奨の強さ 1）HER2 低発現：強く推奨（推奨の強さ 1）
主な重大な副作用		心障害、Infusion reaction、腫瘍崩壊症候群	間質性肺疾患、心障害、Infusion reaction、肝機能障害、血小板減少症、末梢神経障害	間質性肺疾患、骨髄抑制、Infusion reaction

注 推奨の強さ　1：行うことを強く推奨する、2：行うことを弱く推奨する、3：行わないことを弱く推奨する、4：行わないことを強く推奨する

ませんが、特徴を理解しておくと良いでしょう。

カドサイラ（一般名：トラスツズマブ　エムタンシン）とエンハーツは、ハーセプチン（一般名：トラスツズマブ）に抗がん剤のエムタンシンやデルクステカンを結合させたADCです。通常、ADCの1抗体あたりの薬物結合数は平均2～3個ですが、**エンハーツは平均8個とかなり多くのデルクステカンを結合している**のが特徴です。

位置付けについて、ハーセプチンはHER2陽性のStage I ～ⅢCの術前・術後の薬物療法や、StageⅣの一次治療として化学療法とパージェタ（一般名：ペルツズマブ）との併用で使用します。以前、カドサイラはHER2陽性のStageⅣの二次治療に位置付けられていましたが、同対象に対して実施されたエンハーツとカドサイラを比較する第Ⅲ相試験（DESTINY-Breast03試験）[2,3]の結果、**エンハーツにおいて生存期間の有意な延長**が認められました。そのため、同対象ではエンハーツが強く推奨されています。また、HER2低発現のStageⅣの二次治療においてもエンハーツが使用可能で、国内ガイドライン[1]と同様に、米国ASCO[注4]やNCCNガイドライン[5]においてもエンハーツが強く推奨されています。

○ 処方鑑査のポイント

エンハーツは胃がんや肺がんにも適応を有していますが、胃がんとそれ以外で用量が異なります（乳がん・肺がん：1回5.4 mg/kg、胃がん：1回6.4 mg/kg）。また、ハーセプチンやカドサイラとも用量が異なるため、確認が必要です。

副作用として、間質性肺疾患、骨髄抑制、Infusion reactionの発現頻度が高く、添付文書にはそれぞれの減量・休薬基準が載っています。Infusion reactionが発現した場合、投与速度を50％減速することもあります。また、エンハーツは悪心（70.3％）、嘔吐（35.3％）の副作用もあり、「中等度催吐性リスク[注]」に分類[6]されています。制吐薬適正使用ガイドライン[6]に準じた制吐療法についてもチェックしておきましょう。

調製後は速やかに使用しますが、やむを得ず保存する場合は、光の影響を受けやすいため遮光し、2～8℃で24時間以内とすることとされています。また、室温での調製および投与は合わせて4時間以内に行います。

併用注意・併用禁忌などの薬物相互作用は特にありません。

注 **ASCO**　American Society of Clinical Oncology：米国臨床腫瘍学会

注 **催吐性リスク**　がん薬物療法により誘発される悪心・嘔吐の発現頻度によって、「高度」「中等度」「軽度」「最小度」の4つに分類され、それぞれ推奨されている制吐療法が異なります。例えば、中等度催吐性リスクでは、5-HT$_3$受容体拮抗薬とデキサメタゾンの2剤併用療法が推奨されていますが、それでも悪心・嘔吐が抑えられない場合、NK$_1$受容体拮抗薬（→P.198）を併用することもあります。

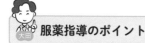

　抗がん剤の服薬指導においては、基本的には製薬メーカーが発行している患者さん向けの説明資材を用いて、一つ一つ一緒に内容を確認していくのが抜けや漏れがなくて良いでしょう。その際には一方的に説明するのではなく、何か気になることや心配なことがあれば、その都度質問してもらえるような雰囲気作りを意識したいところです。

　まず、投与スケジュールや投与にかかる時間、投与時の注意点などについて説明します。点滴中に投与部位の腫れや痛み、発疹や呼吸困難、寒気、めまいなどが起きた場合にはすぐスタッフに知らせるように伝えましょう。

　副作用について、本剤では特に間質性肺疾患への注意が必要です。初期には症状があったとしても微熱や咳、軽い息切れなどが起こる程度ですが、重症化すると致命的となることもあり、実際に臨床試験では死亡例も認められています。発現した際には速やかな診断と治療が必要であることを伝え、このような症状があった場合には風邪のような症状だからと軽視せず、また我慢や次回受診まで先延ばし、遠慮などもせず、すぐに本剤による治療を受けている病院に連絡するように指導しましょう。階段を昇ると息苦しくなる、咳や発熱が日々悪化するなど、具体的なイメージを伝えることも大事です。パルスオキシメーターを持っている患者さんでは、測定値が普段より下がることも判断の目安となります。間質性肺疾患の症例の中には、疲労が先行して認められるケースや、上記以外の呼吸器症状を認めた症例も報告されているため[7]、とにかく普段とは違う症状が現れた際は連絡してもらうのが良いかもしれません。明確な好発時期もないため、治療中は継続して注意する必要があります。また、製薬メーカーからは間質性肺疾患に特化した説明資材も発行されており、その中には連絡先を記載できる「エンハーツ患者携帯カード」が添付されています（WEBサイトから印刷することもできます）。カードは財布などに入れ常に携帯してもらうようにして、緊急時にはすぐ記載の連絡先に連絡するように、また他の病院や薬局に行った際にはカードを見せて本剤による治療中であることを伝えるように指導しましょう。

　その他の副作用として骨髄抑制・悪心・嘔吐・倦怠感・脱毛・心臓への影響などが挙げられます。その際、例えば悪心であれば予防のために制吐療法などによる支持療法も併せて実施されることや、起こったとしても追加の対症療法薬があることなど、患者さんの不安が少しでも和らぐように説明するのが望ましいでしょう。

まとめ　エンハーツ点滴静注用

HER2低発現の乳がんにも使用可能な抗体薬物複合体（ADC）。

トラスツズマブ1分子にデルクステカンが平均8個結合している。

間質性肺疾患、骨髄抑制、Infusion reactionには注意が必要。

参考文献

1）　日本乳癌学会. 乳癌診療ガイドライン2022年版, 2023年6月WEB版
2）　Cortés J, et al. N Engl J Med. 2022; 386: 1143-1154. PMID: 35320644
3）　Hurvitz SA, et al. Lancet. 2023; 401: 105-117. PMID: 36495879
4）　Moy B, et al. J Clin Oncol. 2022; 40: 3088-3090. PMID: 35926153
5）　NCCN Guidelines. Breast Cancer Version 5. 2023
6）　日本癌治療学会. 制吐薬適正使用ガイドライン 2023年10月改訂 第3版
7）　エンハーツ　適正使用ガイド

その他の注目新薬【がん】

アロカリス点滴静注 235 mg（一般名：ホスネツピタント）

承 認 日	：2022 年 3 月 28 日
効能・効果	：抗悪性腫瘍剤投与に伴う消化器症状（悪心、嘔吐）（遅発期を含む）
ワンポイント	：抗がん剤などの化学療法では、しばしば悪心・嘔吐が問題となり、治療継続に影響を及ぼします。特にシスプラチンなどの高度催吐性リスクの化学療法を行う際には、化学療法施行前に 5-HT$_3$ 受容体拮抗薬と NK$_1$ 受容体拮抗薬とデキサメタゾンを併用した制吐療法によって悪心・嘔吐を予防することが推奨されています。これまで NK$_1$ 受容体拮抗薬にはイメンドカプセル（一般名：アプレピタント）とプロイメンド点滴静注用（一般名：ホスアプレピタント）しかありませんでしたが、アロカリスが新たな治療選択肢に加わりました。臨床試験ではプロイメンドと比較して、同程度の有効性を示し、注射部位反応の発現率が低いことが示唆されています。

ルマケラス錠 120 mg（一般名：ソトラシブ）

承 認 日	：2022 年 1 月 20 日
効能・効果	：がん化学療法後に増悪した KRAS G12C 変異陽性の切除不能な進行・再発の非小細胞肺がん
ワンポイント	：非小細胞肺がんでは様々な遺伝子変異が知られていて、その中の一つである KRAS の G12C 遺伝子変異は約 4.5 ％に認められます。ルマケラスは変異した KRAS を阻害する国内初の薬剤です。現時点では一次治療として使用はできず、二次治療以降に限られています。一次治療を対象とした臨床試験も実施中のため、今後の適応拡大も期待できます。重大な副作用として、肝機能障害（AST/ALT 増加）や間質性肺疾患が挙げられていますので、適切な減量・休薬が大切です（間質性肺疾患の場合は投与中止）。

ポライビー点滴静注用 30 mg/140 mg（一般名：ポラツズマブ　ベドチン）

承 認 日	：2021 年 3 月 23 日（2022 年 8 月 24 日：未治療 DLBCL [注] の適応拡大）
効能・効果	：びまん性大細胞型 B 細胞リンパ腫
ワンポイント	：ポライビーは、エンハーツ（→P.191）などと同様の ADC に分類されている薬剤です。CD79b を特異的に認識する抗体のポラツズマブに、抗がん剤のモノメチルアウリスタチン E を結合させています（1 抗体あたりの薬物結合数は平均 3～4 個）。もともとは "再発・難治性" の DLBCL に対して承認されていましたが、2022 年には未治療の DLBCL に対して一次治療から使用可能となりました。一次治療では R-CHP 療法 [注]、再発・難治性では BR 療法 [注] と併用するため、治療対象の確認と併用薬のチェックが重要です。

注 DLBCL　diffuse large B-cell lymphoma：びまん性大細胞型B細胞リンパ腫

注 R-CHP 療法　リツキシマブ、シクロホスファミド、ドキソルビシン、プレドニゾロンの併用療法

注 BR 療法　ベンダムスチン、リツキシマブの併用療法

あとがき

　学生の頃、"新薬"と聞くと、知的好奇心を満たすようなポジティブでワクワクした気持ちになりませんでしたか？　そして国家試験の直前で"新薬"と聞くと、国家試験に出るかも……と、逆に不安な気持ちになったかもしれません。やがて薬剤師として働き出すと、そのときに聞く"新薬"のイメージは、知的好奇心よりも目の前の業務を遂行することに重きを置くため、「勉強しなきゃ……、大変」「よく分からない」「難しい」「鑑査や服薬指導はどうすべきだろう」「医師の処方意図が分からない」といった、不安でネガティブな気持ちになる方が多いのかもしれません。それもそのはず、添付文書やインタビューフォームを読むだけでは、治療全体における新薬の位置付けや、疾患に効果を示す作用機序などはなかなか理解しづらく、また、深く勉強するにも自己学習に充てられる時間が限られていますよね。しかし、"新薬"の面白さは今も昔も何も変わっていません。むしろ、医療技術の発展によって、昔では考えられなかった画期的な作用機序を有する新薬がどんどん登場しています。一方で、それに伴って治療体系が複雑化しているのも事実です。

　「新薬情報オンライン」は、そんな"新薬"をより身近でワクワクした気持ちに感じてもらえるように立ち上げたWEBサイトです。2017年のスタートから約7年が経ち、今では問い合わせフォームやSNSから「研修で活用させていただきました！　分かりやすくて助かりました」「執筆中の書籍の参考資料として使用させていただけませんか？」「神サイト！」など、ポジティブな声をいただけるようになりました。

　そして今回、類薬との比較・使い分けや服薬指導のポイントにフォーカスして執筆したのが「新薬情報オフライン」です。鹿嶋先生と大田先生にご尽力いただき、新薬情報オンラインではなかなか踏み込むことができなかった臨床現場の悩み・疑問に答えられる内容になりました。ただし、本書の内容が必ずしも正解ではありません。なぜなら、患者さん、医師、医療従事者の状況・考えに応じて最適な医療は変わるからです。本書の内容をあなた自身と目の前の患者さんに照らし合わせることで、あなたの薬剤師としての職能拡大、そして最適な医療に繋げるきっかけにしていただければ本望です。

　あなたにとっての"新薬"のイメージは何ですか？　本書によって少しでも「"新薬"＝ワクワクするもの・面白いもの」といったポジティブな気持ちに近づけられたのであれば大変嬉しく思います。

木元 貴祥、Key

索引

200

プロフィール

木元 貴祥（きもと たかよし）

新薬情報オンラインの運営元である株式会社 PASSMED の代表取締役。1986
年生まれ。大阪薬科大学（現、大阪医科薬科大学）卒。薬剤師。現在は看護師
国家試験対策予備校 WAGON で講師を行う傍ら、「メディカルタックス」「薬
剤師トップエージェント」「薬学生プレミア」「薬学生サクセス」「パスメド薬
学部試験対策室」などのサイト運営や執筆業に取り組んでいる。主な著書に
『薬剤師国家試験のための薬単 試験にでる医薬品暗記帳』『薬剤師国家試験の
ための病単 試験にでる病気まとめ帳』（いずれも秀和システム）、『薬の使い分
けがわかる！　ナースのメモ帳』（メディカ出版）。

Key（キー）

新薬情報オンラインを立ち上げ、サイト運営・記事執筆を中心に行っている。
1986 年生まれ。大阪薬科大学（現、大阪医科薬科大学）大学院卒。薬剤師、FP2
級、基本情報技術者、簿記 2 級。現在は製薬業界で働きながら、副業で個人事
業主として株式会社 PASSMED のサイト運営・SEO 対策・記事執筆・監修の他、
メディカルライター業、執筆業に取り組んでいる。医療関係者向けに税制・資
産形成をわかりやすく解説している WEB サイト「メディカルタックス」も運営
中。著書に『薬剤師になったら最初に読みたい 大学で教えてくれなかったお金
の本』（じほう）。

鹿嶋 直純（かしま　なおずみ）

保険薬局薬剤師。1968 年、大阪生まれ。現、札幌在住。広島大学薬学部修士
課程修了、薬学修士。25 歳から 35 歳まで、主に競走馬の育成に携わる。体
力的なこともあり、35 歳で薬剤師に転身。基幹病院前保険薬局に 20 年間勤
務。2017 年に東京図書出版から『薬効分類別 服薬指導のエッセンス』を自費
出版。現在、第 4 版が最新版。ブログや X（旧 Twitter）を通じて、医薬情報
や「服薬指導のエッセンス」掲載表の更新情報を公開している。

大田 和季（おおた　かずき）

病院薬剤師。1990 年、北海道生まれ。立命館大学卒。日病薬病院薬学認定薬剤師、感染制御認定薬剤師。現在は薬剤師業務の傍ら、余暇で「薬剤師メモ2」「薬学っぽいイラスト」などのサイト運営や執筆業に取り組んでいる。イラスト・デザインを練習中。著書に『薬メモ！　臨床ギモンの解決ノート』（じほう）。

新薬情報オンライン

新薬情報オンライン（https://passmed.co.jp/di/）は、薬剤師などの医療関係者向けに新薬の作用機序や特徴を分かりやすく解説している WEB サイトです。薬剤師 2 名（木元・Key）が執筆・監修の上、運営しています。前身は Facebook ページ「新薬情報」として木元と Key が共同で 2013 年に立ち上げ、新薬の情報発信を行っていました。その後、2017 年に WEB サイト化を行い、現在の「新薬情報オンライン」に至ります。今では月間約 15 万アクセスのサイトに成長しました。新薬情報オンラインのコンセプトは、以下の通りです。

> ★エビデンスに基づいた情報で
> ★素早く、正確に、分かりやすく
> ★視覚的に理解できる内容
> を配信します。

これからも新薬の情報を素早く、正確に、分かりやすく配信しますので、お付き合いの程、よろしくお願い申し上げます。

公式LINEはこちら

友だち
追加してね！

X（旧 Twitter）も
随時更新中！

新薬情報オフライン
新薬の特徴がよくわかる！
既存薬との比較と服薬指導のポイント

2024年3月5日　　第1版第1刷 ©

編　著 ………… 木元貴祥　KIMOTO, Takayoshi
　　　　　　　　Key
発行者 ………… 宇山閑文
発行所 ………… 株式会社金芳堂
　　　　　　　　〒606-8425 京都市左京区鹿ケ谷西寺ノ前町34 番地
　　　　　　　　振替　01030-1-15605
　　　　　　　　電話　075-751-1111 （代）
　　　　　　　　https://www.kinpodo-pub.co.jp/
組版・装丁 …… naji design
印刷・製本 …… モリモト印刷株式会社

落丁・乱丁本は直接小社へお送りください. お取替え致します.

Printed in Japan
ISBN978-4-7653-1982-9